보이지 않는 영양,
보이는 건강

1부 – 보이지 않는 영양편

보이지 않는 영양, 보이는 건강
1부 - 보이지 않는 영양편

초판 발행 2016년 04월 05일
개정 2판 2022년 02월 25일

지은이 문동성
펴낸이 이태규
북디자인 강민정 • **영업마케팅** 유수진 • **전자책** 김진도

발행처 아이프렌드
주소 대전광역시 서구 괴정로 107 연흥빌딩 201호(괴정동 53-10번지)
전화 042-485-7844 **팩스** 042-367-7844
주문전화 070-7844-4735~7
홈페이지 www.ifriendbook.co.kr
출판등록번호 제 305 호

ⓒ문동성 (저작권자와 맺은 특약에 따라 검인을 생략합니다.)
ISBN 978-89-6204-275-7 (03510)

이 책은 저작권법에 따라 보호받는 저작물이므로 무단 전재와 무단 복제를 금지하며,
이 책 내용의 전부 또는 일부를 이용하려면 반드시 저작권자와 아이프렌드의
서면동의를 받아야 합니다.

• 값은 뒤표지에 있습니다.
• 잘못된 책은 구입처에서 바꾸어 드립니다.

문동성 원장이 추천하는
현대인의 **핵심 건강관리 3**

보이지 않는 영양
보이는 건강

1부 – 보이지 않는 영양편

| 머리말 |

　내가 영양요법을 배우고 경험한 지도 어언 15년이 되어 갑니다. 90년대 말 많은 사람이 비타민을 먹어야 한다, 먹지 않아도 된다는 주장을 하기 시작했지요. 그때 '그래 한번 먹어보자'로 시작된 내 작은 습관 변화가 시간이 흐르면서 경험과 강의를 통해 열매를 맺게 되어 내 나름대로 큰 행복과 보람을 느낍니다. 영양요법으로 체중과 체형 변화를 경험한 나는 전체적인 대사가 훨씬 젊어졌고 불로장생이 꿈이 아닌 현실이 될 수도 있겠다는 희망을 품고 있습니다.

　현대의학의 급속한 발전과 의료기기 산업의 디지털화로 이제는 로봇이 수술을 대신하는 시대입니다. 하지만 개개인의 건강관리에 관해 정확한 원칙을 정리한 것은 없습니다. 이것이 안타까워 쉽고도 간편하게 실천할 수 있는 최선의 건강관리 방법을 정리하고, 또한 나 자신의 경험에서 터득한 것을 알려주고자 이 책을 쓴 것입니다.

　많은 의사가 각종 매스컴이나 방송에 출연해 건강에 관한 각자의 경험과 얘기를 들려주지만, 흥미 위주의 내용과 시간의 한계로 인해 실질적인 건강관리 원칙을 전달받기에 부족한 점이 많습니다.

정신과 신체의 균형 및 조화를 만드는 가장 효율적인 방법이 영양요법입니다. 영양이 부족하거나 균형이 깨지면 여러 가지 정신적인 문제를 비롯해 신체적 질병 상태로 이어지므로 어릴 때부터 충분한 영양을 섭취해야 합니다. 그런 영양이 자신을 만들어내는 원료입니다. '의식동원 醫食同源'이라는 말이 보여주듯 좋은 음식은 보약과 같으며 평소에 영양가 있는 음식 섭취는 질병의 예방과 치료로 이어집니다.

누구에게나 여러 가지 희망이 있겠지만 건강만큼 소중한 것은 없습니다. 그럼에도 불구하고 아프거나 다치기 전까지는 그 중요성을 잊은 채 살아가는 것이 우리의 현실입니다. 아무리 돈이 많아도, 권력을 손에 쥐어도 건강을 잃으면 아무 의미가 없습니다. 그렇지만 우리는 대부분 자기 몸과 마음의 고마움을 잊거나 건강관리의 기본원칙을 알려고 하지 않으며, 설령 알아도 실천하지 않습니다.

일반적으로 제철 야채 및 과일을 위주로 하루 세 끼를 먹되 소식하고 운동을 열심히 하면 건강을 지킬 수 있다고 봅니다. 나는 이 방식을 소극적인 건강관리라고 생각합니다. 그런데 이것을 건강관리의 큰 원칙으로 여기며 우리 몸의 세포가 조금씩 병들고 지쳐간다는 것을 인식하지 못한 채 시간에 쫓기며 사는 사람이 많습니다. 그렇게 세포를 혹사시키면 결국 살이 찌고, 배가 나오고, 다리가 약해지고, 얼굴이 처지고, 주름이 늘어납니다. 이를 두고 나이가 들면서 자연스럽게 나타나는 현상이라 여기며 앞으로 나타날 세포 노화나 질병에 무방비 상태로 있는 것입니다.

'건강은 건강할 때 지켜야 한다'는 것은 누구나 알고 있습니다. 하지만 '어떻게?'라는 물음 앞에 서면 자신의 아집과 편견 속에서 건강에 최소한만 투자하려고 하는 것이 우리의 현실입니다. 오늘날 우리가 배불리 먹는 채소나 과일은 과거에 비해 맛은 뛰어나지만 영양가는 형편없고 자연이 주는 에너지가 전혀 들어 있지 않습니다. 어린 시절에 먹던 채소나 과일과 완전히 다른 이러한 정크푸드|쓰레기 같은 음식|를 먹으면서 안타깝게도 우리는 충분한 비타민과 미네랄을 섭취한다고 착각합니다.

주말에 한 번 혹은 생각날 때 한 번씩 산에 오르거나 자전거를 타면서 운동을 한다고 생각하는 것은 편견입니다. 그리고 몸보다 혀가 원하는 음식에 길들여졌으면서도 영양가 높은 음식을 먹고 있다고 생각하는 것은 오판입니다. '먹는 재미가 없으면 무슨 재미로 사노?' 하면서 무조건 배불리 먹는 것이 행복이라고 생각하는 선입견 속에 갇힌 사람도 많습니다.

이러한 사람들을 위해 이 책은 규칙적인 비타민 및 미네랄 섭취, 식이섬유, 장 청소, 유산균, 해독과 클린, 소식, 굶주림의 행복 등을 설명하고 있습니다. 나는 이런 것을 적극적인 건강관리라고 생각합니다. 한마디로 이것은 쉽고 간편하게 스스로 실천할 수 있는 건강관리 원칙입니다.

일단 질병이 생기면 의학의 도움을 받는 게 현명하지만, 건강관리는 스스로 정확한 정보를 찾아 경험해보면서 자신에게 최적화된 원칙을 만드는 게 가장 현명합니다. 참된 건강이란 잘 태어나기 |Well-borning|, 잘 살기 |Well-being|, 잘 죽기 |Well-dying|를 말합니다.

건강관리 산업은 향후 블루오션으로 떠오를 분야인 만큼 다른 무엇보다 괄목할 만한 성장을 이루리라 예상합니다. 더 좋은 제품과 다양한 건강관리 식품이 등장하는 것은 물론 유전자 치료 등 여러 연구를 통한 성과도 나올 것입니다. 그러나 언제 나올지 모르는 것을 막연히 기다리기보다는 최신 건강관리 방법을 알아보고 직접 실행하는 현명한 판단력이 필요합니다. 비록 영양은 눈에 보이지 않지만 영양요법을 생활화하면 눈에 보이는 젊음과 건강, 날씬함을 선물로 받을 것입니다.

내 나름대로 좋다는 영양요법들을 내 몸에 직접 실행한 뒤 그에 따른 결과 및 이유를 탐색한 지도 벌써 강산이 한 번 반이 지났습니다. 그간 경험과 배움을 통해 건강관리 원칙을 깨닫도록 세상이 준 기회에 감사할 따름입니다. 나를 포함해 의사들을 늘 긴장하게 만드는 말이 있습니다. 그것은 바로 영양학자 파파 에어로라 | Paava Airala | 가 한 말입니다.

"오늘의 의사가 영양학자가 되지 않는다면, 오늘의 영양학자가 내일의 의사가 되리라."

저자 문동성

목 차

| 머리말 | · 4

1장. 현대의학과 자연의학

1. 현대의학의 발전과 문제점 · 16
   자연의학이란? 서양의학이 남긴 여분의 영역을 채워줄 미래의학은 어떻게 탄생할까?

2. 현대인의 건강 상태 · 26
   반건강 상태로 기능 이상을 보이는 현대인의 고통을 살펴보고 영양요법의 필요성 인식하기

3. 건강관리 산업의 발전 · 29
   질병 산업과 식품 산업이 만든 여러 문제와 그 해결책으로 떠오른 건강관리 산업의 전망

2장. 세포 건강학

1. 세포의 구성과 기능 · *42*
   몸 구성의 기본단위인 세포들의 구성과 각각의 고유 기능 알아보기

2. 미토콘드리아 · *48*
   세포 내 기능 중 가장 중요한 기능인 에너지 생산의 원리와 그 활용법 이해하기

3. 활성산소(프리래디컬) · *53*
   에너지 생산 중에 발생하는 활성산소와 나도 모르게 섭취하는 여러 독소가 프리래디컬로 내 몸을 공격하는 원리 알기

3장. 7대 영양소

1. 탄수화물 · *62*
   가공 · 정제한 단순당 섭취가 불러온 탄수화물(단순당)중독증과 당영양소(복합당)의 중요성

2. 지방 · *77*
   좋은 지방(오메가-3)과 나쁜 지방(포화지방, 트랜스지방)의 차이점 이해하기

3. 단백질 · *84*
   젊음, 건강, 날씬함을 위해 충분히 섭취해야 할 단백질의 종류와 영양 이해하기

4. 비타민 · *89*
   약인가? 식품인가? 제철 과일 및 야채만 섭취해도 될까? 비타민제 섭취의 필요성과 중요성

5. 미네랄 · *115*
   오염된 토양과 화학비료, 농약으로 얼룩진 토양에서 수확한 식품을 통해 무엇을 얻을 것인가?

6. 물 · *131*
   신진대사와 해독을 위해 따뜻한 물을 하루 2.5리터 이상 마시기

7. 식이섬유 · *136*
   식이섬유 섭취가 건강관리의 중심인 충분한 당영양소 섭취의 기본이란 것 이해하기

| 부록 | · 160
| 참고문헌 | · 161

현대의학과 자연의학

현대의학과 자연의학

1. 현대의학의 발전과 문제점

자연의학이란? 서양의학이 남긴 여분의 영역을 채워줄 미래의학은 어떻게 탄생할까?

19세기, 관점에 따라 질병의 발병 원인을 다르게 보는 설이 등장했습니다. 그 대표적인 인물은 프랑스의 루이 파스퇴르 | Louis Pasteur, 1822~1895 | 와 클로드 베르나르 | Claude Bernard, 1813~1878 | 입니다. 파스퇴르는 세균이 질병의 원인이라고 주장했고, 베르나르는 사람의 면역력에 따

라 질병이 다르게 나타날 수 있다고 했습니다. 그 후 우크라이나 태생의 프랑스 세균학자 엘리 메치니코프 | Élie Metchnikoff, 1845~1916 | 가 실험을 통해 베르나르의 주장이 맞는다는 것을 증명했습니다. 실험 대상자에게 똑같은 수의 세균을 주입했을 때 파스퇴르의 주장대로라면 누구든 병에 걸려야 하지만, 어떤 사람은 질병에 걸리고 또 어떤 사람은 걸리지 않는 결과가 나온 것입니다.

그러나 당시에는 제약회사를 등에 업은 파스퇴르의 주장이 주류를 이뤘고 베르나르의 주장은 묻혀버렸습니다. 그러다가 21세기 정보 소통의 시대가 오면서 다시 면역력이 부상하기 시작했습니다. 현대의학이 면역력의 중요성을 인정하면서 면역력강화제 등의 치료제가 등장했지만 진짜 면역력은 외부에서 주는 게 아니라 내 몸 스스로 만들고 끄집어내는 것으로 알려져 있습니다.

최근 수십 년간 현대의학은 다양한 산업과 함께 획기적으로 발전했고 덕분에 급성질환, 감염질환, 외상, 응급치료에 많은 진전이 있었습니다.

우리가 흔히 알고 있는 '의사'란 Allopathic Medicine

Doctor|MD|로 이들은 증상에 따른 치료를 우선시합니다. 다시 말해 이들은 열이 나면 해열제를, 통증이 있으면 진통제를, 염증이 있으면 항생제를, 혈압이 높으면 혈압강하제를, 혈당이 오르면 혈당강하제를 투여합니다. 이로써 몸이 편안해지면 시간이 지나면서 무너진 밸런스가 정상화되고 합병증을 예방하는 것이 치료 개념입니다.

반대로 질병이 발생했을 때 환자의 몸 전체를 관찰해 상황을 개선해주는 의사를 Osteopathic Medicine Doctor |DO|라고 합니다. 이와 유사하게 질병의 예방 및 면역력에 초점을 두고 원인치료에 집중하면서 전체적으로 자연치유력을 이끌어내는 의사를 Naturopathic Medicine Doctor|ND|라고 합니다.

제 2차 세계대전 전에는 미국에 자연의학을 다루는 대학이 20개가 넘고 자연요법 의사 수도 만 명에 이르렀지만 전쟁 이후 대중요법의학이 급속도로 발전하면서 자연요법 의과대학은 2개로 줄어들었습니다. 그런데 시간이 지나면서 최고 의학으로 여겼던 대중요법의학의 한계가 드러나기 시작했습니다. 현대의학의 발전에도 불구하고 만성질환과 면역질환이 더 늘어났던 것입니다. 이로 인해 1970년대에서 1980년대까지 미국에서 자연의학의 르네상스 시대가 다시 열리게 되었습니다.

자연의학에서는 임상영양학, 동양의학 |침구학|, 생약요법, 동종요법 | Homeopathic Medicine |, 물치료, 물리요법, 예방 및 생활상담 등을 공부합니다. 미국에서는 "대체의학"이란 이름으로 1992년 공식 출발하였으며, 유럽에서는 "보완의학"으로 주로 불리는 자연의학은 자연에 기초한 치료 중심으로 자연치유력을 활용하여 만성질환을 다스리고 치료하는 의학입니다. 현대의학은 비자연적이고 수동적이며 일시적인 증상치료 중심이며, 대체의학은 자연적이며 면역력을 강화해서 능동적이며 근원적인 치유를 하게 됩니다.

외상이나 급성감염등의 질환에는 현대의학을 이용하는 것이 최선이지만, 만성질환이나 건강관리면에서는 자연의학이 효율적으로 우리몸의 균형을 잡아 줄 수가 있는 것입니다. 대체의학은 Holism |전체론| 개념에 기초해서 '몸과 마음은 하나다. 건강을 유지하기 위해서는 치료가 아

닌 예방이 우선이다. 치료를 위해서는 몸 전체를 본다.'는 원칙을 활용하는 의학인 것입니다. 히포크라테스는 "병을 앓고 있는 환자를 잘 아는 것이, 환자가 앓고 있는 병을 아는 것보다 더 중요하다."라고 말했습니다.

특히 동종요법은 미량의 생약 추출물을 이용해 면역계를 자극하고 인체가 지닌 자가치료 기전을 발동시켜 질병을 치료하는 방법으로 70~80년대에 자연의학의 주류를 이뤘습니다. 1952년에는 캐나다의 정신과 의사 아브람 호퍼 | Abram Hoffer | 와 험프리 오스몬드 | Humphry Osmond | 가 분자교정의학을 시작했는데, 이것은 개인의 영양학적 필요량에 따라 음식 및 영양물질 | 비타민, 미네랄, 아미노산, 지방산 | 섭취로 영양의 균형을 이루는 방법입니다. 다시 말해 우리 몸에서 이루어지는 중요한 생물학적 기능은 세포 수준이 아니라 분자 수준에서 일어난다는 전제 아래 수십만 개의 분자로 이뤄진 각 세포의 기능과 밸런스를 잡아주는 치료입니다. 1968년 라이너스 폴링 | Linus Pauling | 박사가 '분자교정 정신의학'이라는 용어를 사용하면서 분자교정이란 단어가 등장했습니다. 폴링 박사는 비타민 C 메가도

즈요법을 감기 및 암환자에게 적용하기도 했습니다.

현대의학의 주류인 대증요법은 질환이 같으면 같은 성분, 같은 양을 투여하지만 분자교정의학에서는 개개인의 특성에 맞게 맞춤 처방을 합니다. 비타민이나 미네랄을 섭취할 때 일일권장량을 중요시하는 사람도 있는데, 이것은 아주 건강한 사람이 질병을 예방하는 데 필요한 최소량에 해당됩니다. 그러므로 보통 혹은 반건강 상태인 경우에는 더 많은 양을, 더 자주 섭취하는 것이 현명합니다.

한편 제약 산업 발전으로 많은 약물이 연구 및 생산되면서 약물 부작용이 대두되기 시작했습니다. 1953년 독일은 진정제 목적으로 탈리도마이드를 개발했는데 임신부의 입덧 방지 효과가 뛰어나 1957년에서 1961년까지 4년간 유럽은 물론 세계 50여 개국에 인기리에 팔려 나갔습니다. 그런데 이를 복용한 임신부가 팔다리에 결손이 있는 기형아를 출산하는 엄청난 부작용이 발생하기 시작했습니다. 당시 이 약물이 혈관생성을 억제해 그런 부작용이 발생한다는 사실이 밝혀지면서 약물 부작용이 세계적인 이슈가 되었습니다.

또한 전 세계 사망원인 1위인 심혈관질환의 주원인이 고콜레스테롤이라는 것이 밝혀지자 스타틴 계열의 약물이 엄청나게 팔리기 시작했습니다. 지금도 많은 사람이 고지혈증이라는 진단 아래 이 이약을 복용하고 있습니다. 그런데 스타틴 계열의 약을 장기 복용하면 근육통, 간 손상, 신장 손상, 불면증, 백내장, 만성피로, 발기부전뿐 아니라 세포 변이로 암까지 생길 수 있습니다.

 약물을 3~6개월 이상 복용하면 우리 몸의 자율신경인 교감신경과 부교감신경의 균형이 무너지면서 교감신경 우위 상태가 지속됩니다. 이로 인해 혈압과 혈당이 상승하고 가슴 두근거림, 불면증, 과립구 우위에 따른 염증, 면역 저하 등이 발생합니다. 가령 팔다리가 아파서 진통소염제를 복용할 경우 이것이 장기간 이어지면 결국 혈압약, 당뇨약, 진정제, 수면제, 소염제, 면역증강제 등을 복용하는 상황으로 확대됩니다. 나아가 이로 인한 소화불량으로 소화제와 변비약은 물론 다양한 화학약품 등을 먹으면서 속이 쓰려 제산제나 위산억제제까지 먹고 맙니다.

 실제로 어르신들의 가방을 열어보면 다들 비슷한 약을

먹고 있음을 알 수 있습니다. 어쩌다 약을 깜박 잊고 챙기지 못하면 친구의 약을 얻어서 먹어도 될 정도입니다.

검사 수치를 최우선으로 생각해 상황에 따라 달라지는 혈압과 혈당의 변동성을 무시하고 약에만 의존하면 영원한 약의 노예가 됩니다. 더 큰 문제는 약을 먹지 않으면 잘못되지 않을까 하는 두려움 때문에 끊지 못하는 데 있습니다. 중풍, 치매 등에 걸려 자식에게 누를 끼칠까 두려워 약을 복용해야 마음이 편하다는 사람도 있습니다. 그러나 식품에 들어 있는 '화학첨가물'은 꺼리면서 환자가 복용하는 '화학약품'은 왜 계속 먹는지 생각해봐야 합니다.

생활습관, 특히 식습관을 바꾸고 원칙에 맞는 운동 및 활동으로 자가치유력을 최대한 끄집어내야 약에 대한 의존도를 줄이고 건강을 관리할 수 있습니다. 이때 약을 갑자기 끊으면 리바운드 현상이 나타나기도 하므로 서서히 줄여나가야 합니다. 5년 이하로 약을 복용한 경우에는 3~6개월에 걸쳐 생활습관을 바꾸고 해독과 영양요법을 병행합니다. 5년이 넘은 경우에는 6개월~1년의 시간을 두고 천천히 약을 끊어야 합니다.

첫째 달에는 하루 두 번 복용을 하루 한 번으로 줄이고, 하루 한 번 복용은 이틀에 한 번으로 줄입니다. **둘째** 달에는 3일에 한 번 복용으로 줄이고 **셋째** 달에는 7일에 한 번씩 복용합니다. 약으로 증상을 꾹 눌러 검사수치를 맞춰 놓았기 때문에 약을 끊을 경우 검사수치가 크게 오르기도 합니다. 그래서 시간을 두고 복용량을 줄이며 천천히 끊어야 합니다. 복용하던 약을 줄일 때는 영양학적 소견이 있는 의학전문가의 도움을 받는 것이 가장 현명한 방법입니다.

언젠가 한 방송에서 건강하고 멀쩡하던 청년이 감기약을 무분별하게 먹는 바람에 의식을 잃고 전신에 물집이 생기는 모습을 보았습니다. 그는 몸 전체가 부어 형체를 알아보기 힘들 정도였습니다. 이를 '스티븐-존슨 신드롬'이라고 하는데, 그 환자를 보면서 의과대학 시절 첫 약리학 시간에 교수가 칠판에 "약은 독이다"라고 적었던 일이 기억났습니다. 실제로 약은 독이 될 수도 있습니다. 그럼에도 불구하고 우리 주위에는 '약은 보약'이라는 생각으로 약에 의존하거나 약에 자신의 몸과 건강을 내맡긴 사람이 여전히 많습니다. 참으로 안타까운 현실이라고 할 수 있지요. 어떤 방송에서 의과대학 교수님이 약물의 부작용에 대하여 강조하셨답니다.

"내게도 고혈압이 있습니다. 당뇨도 있습니다. 나도 고혈압약과 당뇨약을 먹어야 하는데 내가 나 자신에게 처방을 하려니까 도저히 못하겠더라고요. 이 약에는 이런 부작용이, 저 약에는 저런 부작용이 있고 또 독작용까지 있음을 알고 있으니까요. 그것이 너무 무서워서……. 그러한 부작용이 새 발의 피에 불과하다고 여겨질 때 약을 먹는 것입니다. 만약 비약물 요법이 있다면 우선 그것부터 시행해야 합니다."

아무리 생각해도 지당한 말이라 영양요법 강의 때마다 그 교수님의 얘기가 지금도 선명히 기억납니다.

2. 현대인의 건강 상태

반건강 상태로 기능 이상을 보이는 현대인의 고통을 살펴보고 영양요법의 필요성 인식하기

어릴 적 나는 봄이면 산에서 산딸기를 따 먹고 자연에서 자란 여러 가지 과일을 먹었습니다. 여름에는 참외와 수박, 가을에는 단감·홍시·밤을 먹었고 겨울에는 고구마나 감자를 삶아먹었지요. 그런데 어느 순간부터 과자 맛을 알게 된 나는 자연이 주는 맛보다 가공식품의 달콤하고 고소한 맛을 우선시하게 되었습니다. 부모님이 주신 용돈으로 이것저것 군것질을 하고 라면 맛까지 알게 되면서 자연의 맛을 외면한 것입니다.

돈가스, 스파게티, 피자, 프라이드치킨, 삼겹살의 맛에 길들여지면서 날씬하던 배가 점점 불룩해지더니 술맛과 술의 향기에 취하기 시작할 무렵에는 전체적으로 몸이 붓고 비만이 찾아왔습니다.

나뿐 아니라 옛날의 날씬했던 사진들을 보면서 '어쩌다 내가 이렇게 되었지?'라고 생각하는 사람이 꽤 많을 겁니다. 그런데 서글프게도 나이에 기대 나잇살이라고 핑계를 대는 것이 우리의 자화상입니다.

몸과 마음은 건강 상태|healthy|, 반건강 상태|dis-ease|, 질병 상태|disease|로 나눌 수 있는데, 우리는 대부분 반건강 상태에 놓여 있습니다. 아쉽게도 반건강 상태는 현대 의료기기로 진단해도 밝혀내기가 힘듭니다. 혹자는 이것을 '미병 상태'라고 부르는데, 이는 병에 걸리지는 않았지만 딱히 건강하지도 않은 상태를 말합니다. 그 이유는 해부학적, 구조적으로 변화가 오기 전에 기능 이상이 나타나는 단계이기 때문입니다.

이 기능 이상 상태가 반건강 상태이며 아무리 병원을 찾아다녀도 이상이 없다는 말을 듣습니다. 그러나 본인은 힘들고 아픈 경우가 많아 소위 용하다는 곳을 찾기 시작하고 결국 신경성이라는 진단을 받고 맙니다. 기능 이상 상태에서는 약물이나 수술보다 비타민, 미네랄, 효소 등을 이용해 기능을 정상화함으로써 몸 전체의 밸런스를 잡아주어 건강 상태로 되돌릴 수 있습니다.

이러한 반건강 상태는 다시 준건강 상태와 준질병 상태

로 나뉩니다. 준건강 상태란 몸 상태가 최적은 아니지만 건강해지려는 의지를 가지고 노력하는 상태를 말합니다. 준질병 상태는 지금 질병에 걸린 것은 아니어도 계속 좋지 못한 습관에 노출된 상태를 의미합니다.

반건강 상태로 기능 이상이 오래 가면 우리 몸도 서서히 변화를 일으키고 결국 세포 변이와 조직 변화로 증상과 함께 해부학적 구조 변화를 겪습니다. 여기에 이르면 우리는 진단기기로 증상을 찾아낼 수 있고 질병 상태로 진단을 받습니다. 질병 상태에서는 반드시 의학적 도움을 받는 것이 현명합니다. 의술로 치료한 다음에는 기능을 정상화하기 위해 영양요법을 실행해야 합니다.

나이가 들고 노화가 진행될수록 우리 몸은 활성산소의 공격을 받는 일이 늘어납니다. 이 경우 세포나 세포 내 구조물, 특히 미토콘드리아의 변형이 생기면서 기초대사량이 떨어지고 조금만 먹어도 살이 찌는 현상이 벌어집니다.

결국 비만, 그중에서도 내장비만은 내 몸의 기능 이상 상태가 심해지면서 드러난 반건강 상태를 나타내는 지표입니다. 우리 주위를 둘러보면 건강 상태보다 반건강 상태에 놓인 사람이 더 많다는 것을 알 수 있습니다. 반건강 상태를 건강 상태로 돌리기 위한 현명한 선택과 결단이 필요한 시점입니다.

아쉽게도 반건강 상태를 건강 상태로 되돌려주는 약물은 없습니다. 한 가지 방법은 식습관 및 생활습관 변화, 운동 등으로 자신과의 싸움을 시작해 끝까지 해내는 것입니다. 구체적으로 좋은 방법을 제시하면 물 제대로 마시기, 배를 따뜻하게 하기, 음식을 천천히 배부르지 않게 골고루 먹기, 비타민과 미네랄 보충하기, 바른 자세 유지하기, 1년에 최소한 한 번 이상 해독하기 등이 있습니다.

3. 건강관리 산업의 발전

질병 산업과 식품 산업이 남긴 여러 문제와 그 해결책으로 떠오른 건강관리 산업의 전망

농경사회에는 땅 부자, 산업사회에는 기업가, 지식정보

사회에는 창의적인 아이디어맨이 부를 거머쥐었지만 현재의 웰빙 시대에는 건강관리 산업에서 많은 부자가 나올 거라고 경제학자들은 예견합니다. 특히 미국의 폴 제인 필저 | Paul Zane Pilzer | 는 자신의 책 《건강관리 혁명》에서 건강관리를 산업적 측면에서 바라보고 있습니다. 1908년 헨리 포드가 자동차 대량생산 시대를 연 이후 자동차 관련업에서 많은 부자가 나왔고, 1981년 IBM이 컴퓨터 시대를 열면서 관련 산업의 부자가 많이 나온 것처럼 앞으로는 건강관리 산업이 그 뒤를 이어갈 것이라는 얘기입니다.

우리는 과거에 100년 혹은 그 이상의 단위로 일어나던 변화들이 10년 내외로 일어나는 변화의 소용돌이 속에서 살고 있습니다. 차세대 황금알을 낳는 고부가가치 산업은 생물학과 분자생물화학의 획기적인 발전을 기초로 한 건강관리 산업이 될 것입니다. 전 세계는 현재 세계경제의 성장을 주도하고 그 성과를 일군 베이비부머 세대가 은퇴하기 시작하는 시점에 있습니다. 그들의 최고 관심은 어떻게 하면 노후를 편안하고 건강하게, 젊게 보낼 것인가에 있습니다. 즉, 베이비부머 세대는 노화 과정을 수동적으로 받아들이기를 거부하고 젊음을 유지하기 위해 노력하는 첫 건강관리 세대입니다.

이들이 부동산에 관심을 기울일 때 돈은 부동산으로 흘러갔고, 주식이나 채권에 관심을 가질 때도 마찬가지였습니다. 결국 부│富│도 그들의 관심 분야로 흘러갈 수밖에 없습니다. 그들을 뒤따르는 X세대는 베이비붐 세대들이 확립한 적극적인 건강관리와 항노화를 의료의 기준으로 받아들일 것입니다. 현대의학이 눈부시게 발전한 것은 사실이지만 근본적으로 치료할 수 있는 질병은 겨우 20퍼센트에 불과합니다.

건강과 관련된 산업 분야에는 세 가지가 있습니다.

첫째, 질병 산업으로 병원, 제약 산업, 의료기기 산업 등이 있습니다. 이들 산업은 수동적인 특징을 보이며 사람들은 질병에 걸렸을 때만 소비자│환자│가 됩니다. 사실 그 산업의 소비자가 되고 싶어 하는 사람은 없습니다. 이 분야는 제2차 세계대전을 계기로 지금까지 엄청나게 발전했고 급성질환이나 외상, 응급의학 등에 큰 공헌을 했습니다. 하지만 약물 부작용과 만성질환, 면역성질환은 아직 해결하지 못하고 있습니다.

둘째, 식품 산업이 있습니다. 지난 수십 년간 식품 산업이 우리의 입맛 변화를 선도하면서 우리는 몸보다 혀가 원하는 음식과 식품에 길들여졌습니다. 이처럼 가공식품의 천국이 되어버리자 식이섬유는 부족하고 많은 식품보존제, 향신료, 인공감미료 등은 증가하는 현실 속에서 비만 인구가 폭발적으로 늘어나고 있습니다.

전 세계인의 비만화는 식품 소비량을 계속 늘리고 있습니다. 이는 식품 산업의 전략으로 일단 가공식품의 맛에 길들여지면 생산량과 소비량이 계속 증가하면서 사람들의 몸은 거대해지거나 비만화합니다. 전 세계인의 비만화 | Global + Obesity = Globesity, 글로비시티 | 라는 신조어가 생길 정도입니다. 뚱뚱한 소비자는 식품회사에 최대 이윤을 제공하는 판매층으로 이 불운한 개개인은 정상체중인 사람의 두 배 이상을 소비합니다. 실제로 이들은 식품회사들의 목표시장으로 알려져 있습니다.

몸에 들어온 독소는 지방친화성이라 지방에 쌓이고 이것이 반복되면 스트레스, 비만, 고혈압, 당뇨, 고지혈증으로 이어지는 대사증후군이 생깁니다. 과거에는 이런 증후군이 성인에게만 생긴다고 해서 성인병으로 불렸지만 지금은 30~40대, 심지어 청소년에게도 나타나 생활습관병으로 불리고 있습니다. 생활습관 중에서도 배부르지 않게, 골고루, 천천히 섭취하는 올바른 식습관을 실천하지 않으면 생활습관병을 해결할 수 없습니다. 그런데 안타깝게도 이것을 실천하지 않아 약물에 의존하는 경우가 아주 많습니다.

현재 5대 질병으로 불리는 암, 고혈압, 당뇨, 고지혈증, 중풍도 잘못된 식습관과 생활습관에서 시작됩니다. 더 큰 문제는 쉽고 편안함을 추구하며 잘 참지도 못하는 현대인의 속성에 맞게 혈압이 오르면 혈압약, 혈당이 오르면 당뇨약, 고지혈증이 생기면 스타틴 계열 약물로 해결하려 하는 사람이 많다는 데 있습니다. 그 근본 원인인 스트레스와 비만, 인슐린저항성에 대해 생각해보거나 알아보는 사람은 거의 없습니다. 물론 아무도 가르쳐주지도 않지요. 그저 식이조절과 운동을 병행하라는 상식적인 수준의 충고밖에 들을 수 없는 게 현실입니다.

근본적인 노력 없이 증상에 따라 약을 처방함으로써 평생 약의 노예로 살게 만드는 지금의 의료 현실은 반드시 고쳐야 합니다. 각자 현명한 의료 소비자가 되려면 정확한 건강관리 원칙을 배우고 그것을 사랑하는 가족과 주위 사람들에게 알려야 합니다. 가령 대사증후군은 인슐린 저항성이 근본 원인이며 이를 개선하는 식습관을 익히면 약물의 장기 복용으로 인한 부작용을 막는 동시에 치료가 가능합니다.

음식은 건물을 지을 때의 시멘트나 벽돌 같은 역할을 하므로 대충 배부르게 먹기보다 골고루 좋은 음식을 먹어야 하며, 영양학은 약물치료에 선행되어야 합니다. 안타깝게도 어린이는 인스턴트식품과 가공식품을 선호하고 청장년층은 기름지고 자극적인 음식과 과음, 과식, 폭음, 폭식, 지나친 다이어트에 길들여져 있습니다. 반면 노인은 음식을 제대로 챙겨먹지 않고 대충 배부르게 먹는 경우가 많습니다. 그런 의미에서 현대인의 만성질환은 음식과 영양을 통한 자연치유력을 90퍼센트 비율로 주치료로 삼고 의료와 약을 10퍼센트 비율로 보조치료로 해야 합니다. 그만큼 히포크라테스의 지혜로운 말이 우리에게 시사하는 바가 아주 큽니다.

"음식이 약이고 약이 음식이다. 음식으로 치료하지 못하는 병은 약으로도 치료할 수 없다."

셋째, 건강관리 산업입니다. 히포크라테스는 질병 치료만큼 예방의 중요성에 초점을 맞춘 최초의 의사입니다. 그는 고른 영양 섭취와 적당한 운동이 질병을 예방하고 건강을 회복하는 열쇠라고 가르쳤습니다. 요즘에는 식사시간에 나누는 대화의 주제가 점점 건강관리 문제로 옮겨가고 있습니다. 어떤 음식과 건강기능식품 혹은 영양보충제를 먹어야 하고 어떻게 운동해야 하는지, 질병을 피하고 노화 속도를 줄이려면 어떻게 해야 하는지 등에 관한 이야기가 식사시간 대화의 주제가 된 것입니다. 이는 건강관리라는 거대한 파도의 시작입니다.

전체 한국인의 3분의 1가량이 비만, 심혈관 문제, 만성 스트레스에 노출돼 있습니다. 이들은 병원은 찾아가지만 자신의 건강을 스스로 돌보는 건강관리는 하지 못하고 있습니다. 만약 부작용 없는 천연제품으로 대사증후군의 생활습관을 바꿔주고 실행하게 해주는 건강관리 제품이나 임상학적으로 증명된 건강기능식품이 있다면 한 번쯤 관심을 기울이고 경험함으로써 자신의 건강관리 방법으로 이용하는 지혜로운 선택이 필요한 때입니다. 시장성이 풍부한 그 분야에서 아마 많은 부자가 탄생할 것입니다.

2015년 한국 경제를 힘들게 한 메르스 사태는 역사의 한 장을 장식할 것입니다. 그때 발달한 현대의학이 한계를 드러냄으로써 우리는 다시 한 번 겸손을 배웠습니다. 어쩌면 쉽고 편안하게 약물에 의존하기보다 자기 몸을 스스로 관리하면서 신이 우리에게 주신 자가치유력 | 면역력 | 을 일깨우라는 가르침인지도 모릅니다. 아무튼 메르스는 건강관리의 중요성을 일깨워주었고 건강관리식품 산업과 바이오 산업의 가치를 높이는 계기가 되었습니다.

앞으로도 많은 바이러스가 우리를 힘들게 할 것입니다. 바이러스질환은 무엇보다 예방이 중요하며, 그중에서도 각 개인의 면역 상태가 매우 중요하므로 개인의 면역력을 최고로 높여주는 제품 및 방법이 향후 건강관리 산업의 커다란 부분을 차지할 것으로 보입니다. 공격에 지나치게 길들여진 현대인에게 수비의 중요성을 일깨워준 메르스 사태는 쉽게 잊히지 않을 것입니다.

건강관리 산업은 적극적인 특성을 보이며 사람들은 더 건강하기 위해, 노화를 막기 위해, 질병 산업의 소비자ㅣ환자ㅣ가 되지 않기 위해 자발적으로 이 산업의 소비자가 될 가능성이 큽니다. 그런데 오늘날 제품가격의 70~80퍼센트에 해당하는 비용이 바로 유통비입니다. 1970년부터 약 30년간 세계적인 부자는 제조보다 유통 쪽에서 많이 등장했다는 사실을 고려할 때 앞으로 건강관리 제품 유통에서 많은 부자가 나올 것으로 보입니다.

유통은 크게 지적 유통과 물리적 유통으로 나뉩니다. 지적 유통은 제품 안내 및 설명 등의 교육이 따라야 하는 반면, 물리적 유통은 교육 없이 누구나 사용해본 제품을 유통시키는 것으로 빠르고 값싼 것을 우선시합니다. 그래서 건강기능식품 등은 물리적 유통보다 지적 유통을 선택해야 가치 있는 제품이 될 수 있습니다.

건강관리 산업에는 건강 관련 제품을 만드는 제조업자,

피트니스 같은 건강관리 서비스 제공업자, 지적 유통을 하는 건강관리 유통 컨설턴트, 투자자, 웹사이트나 앱을 통해 건강 관련 전문지식을 제공하는 사업 등이 있습니다. 한마디로 건강관리 산업은 질병 산업과 식품 산업이 만들어놓은 여러 가지 문제에 해결방법을 제시하는 블루오션 산업입니다. 처음에는 양적 수요가 증가하지만 결국에는 질적 수요 | 더 나은 품질의 제품 | 가 대세가 될 것으로 예상됩니다. 아직까지는 건강관리 산업의 어떤 분야도 시작 단계에 불과합니다. 여러분은 지금 과거의 경험과 지식을 어디에 쓰는 것이 좋을지 결정해야 하는 중요한 시점에 놓여 있습니다.

세포 건강학

세포 건강학

1. 세포의 구성과 기능

몸 구성의 기본단위인 세포의 구성과 각각의 고유 기능 알아보기

우리 몸은 평균 60조 개가 넘는 세포로 구성되어 있습니다. 이러한 세포들이 모여 조직을 만들고 조직이 기관을 형성하므로 결국 세포 건강이 한 사람의 건강을 좌우

합니다. 물리적이든 화학적이든 정신적이든 우리 몸의 세포가 손상을 입은 것이 질병입니다.

세포(Cell)

생명의 기본단위인 세포에는 핵이 있어서 세포의 생명활동을 전체적으로 통제하며 세포증식 기능을 담당합니다. 핵 안에는 유전자 정보를 가진 DNA로 구성된 염색체가 있습니다. 소포체는 세포 안의 물질을 운반하는 이동통로입니다. 그 표면에 리보솜이 있는 것 | 조면소포체 | 은

단백질 합성에 관여하고 리보솜이 없는 것│활면소포체│은 지질대사에 관여합니다. 리보솜은 세포질 속에서 조면소포체에 붙어 있고 이곳에서 단백질 합성이 이루어집니다. 골지체는 단백질을 일시적으로 저장 및 분비하는 기능을 하며, 리소좀은 세포 내의 불필요한 물질을 분해해 세포 밖으로 배출시킵니다. 병들고 늙은 세포를 분해 및 소화하려 할 때는 세포괴사나 세포자멸의 형태를 취합니다.

세포 내에서 제일 중요한 것은 미토콘드리아입니다. 이것은 세포 내에서 세포 호흡을 통해 에너지를 만드는 세포의 엔진이자 에너지 공장으로 세포 하나에 1,000~3,000개의 미토콘드리아가 있습니다. 세포막은 세포를 둘러싼 막으로 세포 안과 밖을 구별하며 세포 내 물질을 보호하는 동시에 세포 간의 물질 이동을 조절합니다. 이러한 세포막은 주성분이 지질층이라 극성이 작은 지용성 물질은 쉽게 통과하지만, 크기가 큰 수용성 물질은 통과하기 어렵습니다. 인지질의 친수성 머리는 세포의 안과 바깥을 향하고 소수성 꼬리는 물과 접촉하지 않는 안쪽으로 향해 쌍으로 배열되어 있습니다. 세포막은 삼투 같은 수동적 이동뿐 아니라 에너지를 소비하면서 능동적인 수송도 합니다.

세포를 도시에 비유하자면 세포 전체를 통제하는 핵, 단백질을 생산하는 리보솜, 도시 곳곳을 연결하는 도로망 같은 소포체, 에너지를 생산하는 공장인 미토콘드리아, 창고형 할인마트역할을 하는 골지체, 환경미화원이나 청소부 역할을 하는 리소좀, 도시를 둘러싸는 세포막으로 구성되어 있습니다.

이러한 세포 속 7대 영양소의 기능을 살펴보면 다음과 같습니다.

단백질은 세포막을 구성하는데 단백질에서 분해된 아미노산은 핵|DNA|을 만듭니다. 지방은 세포막의 주성분으로 지용성비타민의 흡수와 운반을 돕습니다. 탄수화물은 주요 에너지원인 글루코스로 분해되어 세포 속 미토콘드리아에서 세포호흡을 통해 에너지로 활성화됩니다. 비타민과 미네랄은 호르몬처럼 몸의 생리 기능을 조절하고 미토콘드리아에서 조효소로 작용합니다. 물은 몸의 70퍼센트를 차지하며 체온과 여러 가지 생리 기능을 조절하고

영양소를 운반 및 배설합니다. 7대 영양소인 식이섬유는 당대사, 지질대사, 정장 작용을 조절하는 중요한 영양소로 세포 건강과 제 기능을 다하는 건강한 세포로 재생되는 데 필요한 영양소로 알려져 있습니다.

우리 몸의 세포는 매일 약 10억 개가 죽으며 세포가 손상되면 보통 부풀어 터져 내용물이 세포 밖으로 빠져나옵니다. 또한 세포는 오래 살수록 독소에 노출되기 쉽고 암세포로 변이될 수 있으며 혈액이나 장세포는 스스로 괴사합니다. 정상세포가 밖으로 배출되면서 새로운 세포가 생성되기도 하는데 예를 들면 정액과 난자, 월경, 피부각질, 침, 머리카락, 손·발톱, 헌혈 등이 있습니다.

죽은 세포가 배출되고 새로운 세포로 교체되는 세포 주기에는 일정한 사이클이 있습니다. 대개 장세포는 12시간, 위장세포는 2~3일, 피부각화와 월경은 28일 주기로 일어납니다. 전체적으로 60조 개 세포 중 매일 2퍼센트 정도가 새것으로 교체되며 평균 3개월 주기로 교체가 일어납니다.

세포교체기에는 병적인 세포가 정상세포로 교체되면서

몸살, 발열, 통증, 출혈 등의 증상으로 힘들어지기도 하는데 이것을 자연의학에서는 치유의 위기 | Crisis of Healing | 라고 하며 동양의학에서는 명현현상, 호전반응이라고 부릅니다. 'No Pain, No Gain'이라는 말처럼 성공을 위해서는 그만한 대가를 지불해야 한다는 것을 우리 몸의 세포교체에서도 볼 수 있습니다. 만성질환을 앓거나 반건강 상태가 심한 사람은 변질된 세포가 많아 세포교체기에 더 힘들어하는데, 일정 기간이 지나면 세포가 깨끗해지면서 그러한 증상이 사라지므로 여유를 가지고 기다리는 지혜가 필요합니다. 그 판단 기준은 섭취를 중단했을 때 반응이 나타나지 않으면 명현현상, 섭취를 중단해도 반응이 계속되면 다른 원인으로 인한 증상으로 봅니다. 증상이 심할 때는 섭취를 일정 기간 중단한 후 상태를 살펴본 뒤 적은 양부터 다시 섭취하는 것이 좋습니다.

2. 미토콘드리아

세포 내 기능 중 가장 중요한 기능인 에너지 생산의 원리와 그 활용법 이해하기

미토콘드리아의 구조

세포 내에 존재하는 물질 중 우리의 생명활동에 필요한 에너지를 만드는 미토콘드리아는 자동차로 치면 엔진과 같습니다. 엔진에서 동력이 만들어져 바퀴가 굴러가면서 자동차가 움직이는 것처럼 미토콘드리아에서 우리가 생각하고 움직이는 데 필요한 에너지를 만듭니다. 또한 자동차가 휘발유나 디젤, 가스를 연료로 사용하듯 미토콘드리아는 우리가 먹은 음식물이 분해되어 생성된 포도당,

지방산, 아미노산을 연료로 사용합니다.

이러한 에너지 공장에는 두 가지가 있는데 하나는 주공장인 미토콘드리아 공장으로 산소를 필요로 하는 유산소 공장입니다. 여기에서는 포도당 1분자당 36개의 ATP를 만들며 우리 몸 ATP의 95퍼센트를 생산합니다. 다른 하나는 부공장으로 해당계 에너지 공장이자 산소를 필요로 하지 않는 무산소 공장이며, 급할 때 필요한 에너지를 만들고 포도당 1분자당 2개의 ATP를 생산합니다. 우리는 ATP를 이용해 웃고 울며 손발을 쓰고 폐를 통해 호흡하며 심장을 움직여 살아가는 것입니다.

영양소는 장에서 흡수되어 혈관 내 혈액을 타고 돌다가 영양소를 필요로 하는 세포로 흡수되고 결국 세포 안의 미토콘드리아로 들어갑니다. 첫 단계로 음식물이 분해되어 미토콘드리아로 들어올 때 아세틸조효소 A라는 물질로 바뀌는데 이때 비타민과 미네랄이 필요합니다. 그래서 비타민과 미네랄이 부족한 인스턴트식품이나 가공식품은 미토콘드리아 내로 들어가지 못해 에너지화하지 않고 지방으로 축적됩니다. 두 번째 단계에서는 이것이 크

렙스 사이클 | TCA 회로 | 로 들어가 전자 추출 과정이 진행됩니다. 세 번째 단계에서 최종적으로 ATP라는 생체활성 에너지가 만들어지며 이때 활성산소도 생깁니다.

에너지 효율 면에서 볼 때 미토콘드리아는 그 크기보다 숫자가 훨씬 더 중요합니다. 미토콘드리아를 움직이는 인자들을 위해서는 비타민과 미네랄 등을 충분히 공급해야 하며 생성되는 활성산소를 제거하기 위한 항산화제, 크렙스 사이클에 충분한 전자 전달을 위한 코큐텐 등도 필요합니다. 만일 미토콘드리아 숫자가 줄어들거나 크렙스 사이클의 회전속도가 늦어지면 에너지를 충분히 만들지 못해 신진대사가 느려집니다. 이 경우 몸에 들어와 에너지화하지 못한 포도당, 지방산, 아미노산이 나중에 쓰이기 위해 저장되는데 전부 지방으로 변환돼 지방세포로 축적됩니다. 이처럼 미토콘드리아의 숫자가 줄어들거나 기능이 떨어지면 비만이 옵니다.

미토콘드리아의 크렙스 사이클이 돌아가면서 에너지를 만들 때는 효소가 가장 큰 역할을 하며 충분한 비타민과 미네랄이 이런 효소 기능을 돕는 조효소로 작용합니다.

만약 비타민과 미네랄이 부족하면 미토콘드리아의 기능이 떨어집니다. 이 효소는 핵산을 통해 세포 안에서 만들어지기도 하지만 조효소나 보조인자는 몸에서 만들어지지 않습니다. 특히 미네랄은 몸 밖에서 반드시 공급해줘야 합니다.

세포 내의 미토콘드리아 수는 세포마다 차이가 많이 나며 세포 하나당 1,000개에서 3,000개에 이르기까지 다양합니다. 주로 뜨거운 장기나 활발하게 움직이는 장기에 많이 분포하며 몸의 근육세포에 가장 많은 미토콘드리아가 있는 것으로 알려져 있습니다. 나이가 들수록 근육세포가 줄고 더불어 에너지 생산량이 줄어들면서 기초대사량이 감소해 조금만 먹어도 살이 찌는 경우가 많습니다. 특히 척추 근육이나 허벅지 근육세포에 미토콘드리아가 많으므로 꾸준한 웨이트트레이닝을 통해 허벅지와 척추근을 키워주는 운동이 중요합니다. 여기에다 미토콘드리아의 크렙스 사이클을 돌리는 효소를 돕는 비타민과 미네랄의 충분한 섭취가 미토콘드리아의 기능 향상에 필수적입니다.

섭취한 음식물을 에너지화하는가 혹은 저장하는가는 비타민과 미네랄 섭취가 좌우한다고 할 수 있습니다. 세포 속으로 포도당, 지방산, 아미노산의 3대 영양소가 들어올 때는 당연히 산소도 함께 들어오는데 사실 인체 내에서 산소를 가장 많이 사용하는 곳이 미토콘드리아입니다. 자동차에서 에너지를 만들 때 기름과 산소를 섞어 태우는 것처럼 에너지를 만드는 과정에는 산소가 반드시 필요합니다.

자동차에서 기름과 산소공급량이 맞지 않을 때 그을음이 생기듯 우리 몸의 영양소와 산소가 균형이 맞지 않으면 활성산소 | 0.2~2퍼센트 | 가 생깁니다. 활성산소를 가장 많이 만드는 곳이 미토콘드리아이며 이 활성산소는 순식간에 미토콘드리아에 달라붙어 미토콘드리아의 기능을 떨어뜨리거나 마비시킵니다. 미토콘드리아에는 활성산소를 무력화하는 항산화효소가 많으며 비타민과 미네랄도 항산화제 역할을 해서 미토콘드리아의 손상을 막아줍니다. 비타민과 미네랄을 충분히 섭취해야 하는 이유가 여기에 있습니다.

지방산이 혈액을 돌다가 세포가 필요로 할 때 미토콘드리아 내로 들어가려면 카르니틴과 코엔자임큐텐이 필요합니다. 이렇게 생성된 에너지를 쓰는 1순위는 뇌입니다. 뇌가 멈추면 생존자체가 끝나버리기 때문입니다. 또한 몸속 에너지를 아껴 소화계통의 작업량을 줄이고 대사효소의 활동을 끌어올려 자신의 몸 안에 존재하는 해독 시스템이 작동하도록 하는 것이 건강관리와 해독에서 가장 중요한 원칙입니다. 고지혈증으로 인해 스타틴 계열의 약물을 장기 복용하면 코엔자임큐텐의 합성이 줄어들고 체내 에너지 저하가 발생해 만성피로의 원인이 될 수 있습니다.

3. 활성산소 | 프리래디컬 |

에너지 생산 중에 발생하는 활성산소와 나도 모르게 섭취하는 여러 독소가 프리래디컬로 내 몸을 공격하는 원리 알기

분자는 양자와 그 주위를 짝을 맞춰 도는 전자로 이뤄

져 있는데, 어떤 원인으로 이 전자가 짝을 잃으면 불안정해집니다. 이처럼 불안정해진 분자를 프리래디컬이라고 합니다. 이것은 화학적으로 유리기라 부르며 그 종류에는 활성산소, 과산화지질 등이 있습니다.

우리 몸의 세포를 공장에 비유하면 그 공장에서 불완전연소된 5퍼센트 정도의 매연이 활성산소입니다. 활성이라고 하면 에너지와 관련된 '좋은 것'으로 보이지만 활성산소는 불안정한 상태의 산소로 몸에 해로운 유해산소입니다. 이러한 활성산소는 환경오염과 화학물질, 자외선, 혈액순환장애, 스트레스, 과도한 운동 등으로 인해 생성됩니다.

활성산소는 생기는 즉시 주위의 세포 구성물질인 단백질, 지방 등 여러 조직과 결합해 산화 과정을 시작함으로써 그 본래의 기능을 변질시키거나 파괴합니다. 이런 방식으로 노화, 성인병, 암, 치매, 백내장 등 대다수 현대인 질병의 약 90퍼센트에 활성산소가 관여합니다.

암은 유전자 DNA가 활성산소로 손상을 입으면서 시작되는데, 활성산소는 대개 자외선과 담배연기로 인해 대량 발생합니다. 이러한 활성산소는 면역계에서 과립구인 호중구와 매크로파지가 세균을 잡아먹고 분해할 때나 미토콘드리아에서 영양소와 산소를 이용해 에너지를 생산할 때도 생성됩니다.

 활성산소가 생성되면 이를 자동으로 방지하는 항산화 물질인 SOD | superoxide dismutase | 가 분비되어 프리래디컬에서 남은 전자를 환원시켜 활성산소를 깨끗이 청소합니

다. 그래서 이 항산화제를 자동차 윤활유에 비유하기도 합니다. 윤활유가 엔진이 긁히거나 마모되는 것을 막아주는 것처럼 항산화제들은 수백만개에 달하는 신진대사의 톱니바퀴들이 삐걱거리지 않고 원활하게 돌아가게 도와줍니다. 대표적인 항산화제로는 SOD, CAT | Catalase |, GST | Glutachion-S-Transferase | 등이 있습니다. 이러한 항산화제는 미토콘드리아에 가장 많이 존재하며 백혈구에도 많이 있습니다.

문제는 SOD가 무한대로 생성되는 것이 아니고 나이가 들수록 분비량이 줄어든다는 데 있습니다. 따라서 외부로부터 항산화제를 충분히 공급받는 것이 중요합니다. 항산화비타민 | 비타민 A, 비타민 C, 비타민 E | 과 셀레늄 같은 미네랄 그리고 식물은 자외선으로부터 자기 몸을 보호하기 위해 고유의 색깔을 띠는데 이 파이토케미컬 | 식물내재영양소. 식물 속에 들어 있는 화학물질로 식물이 외부의 공격으로부터 스스로를 지키기 위해 만들어낸 생리활성물질 | 을 충분히 섭취해야 합니다.

비타민 중에서도 비타민 C의 항산화력은 매우 뛰어납니다. 이것은 비타민 C가 전자를 받을 준비가 되어 있고

활성산소는 전자를 줄 준비가 되어 있어서 두 물질이 전자를 쉽게 주고받아 활성산소의 강한 산화적 독성이 사라지기 때문입니다. 비타민 E도 항산화력이 뛰어난데 이는 체내 지방이 활성산소를 만나 과산화지질이 되는 것을 막아줍니다. 비타민, 미네랄외에도 식물에는 다양한 항산화성분이 존재하는데, 이것을 피토케미칼 | phytochemical | 이라고 하며 식물내재영양소라고 부르며 3,000종 이상이 존재합니다. 그중에 대표적인 두가지가 폴리페놀과 카로티노이드입니다. 폴리페놀에는 노랑, 주황색을 띄는 플라보노이드와 파랑, 빨강색을 띄는 안토시아닌이 있으며 포도, 블루베리, 딸기등에 많이 함유되어 있습니다. 또한 녹차나 홍차에 많은 카테킨은 무색으로, 열과 산소가 가해지면 타닌이라는 쓰고 떫은 맛으로 변하게 되고 색깔도 갈색으로 변하게 됩니다. 폴리페놀과 다른 구조식을 가진 카로티노이드는 당근의 카로틴과 토마토의 라이코펜이 있습니다. 이러한 피토케미칼은 식물이 한 장소에 머물며 해충이나 유해물질로부터 자신을 보호하는 기능을 담당하는 항산화물질입니다.

엄청난 스트레스에 시달리는 현대인이 그에 따른 산화물질로 인해 몸이 병들지 않으려면 충분한 채소와 과일을 섭취해 항산화력을 키워야 하지만, 농약과 화학비료에 찌든 식품 때문에 현실적으로 한계가 있습니다. 이를 보완하기 위해 좋은 품질의 건강기능식품 | 항산화제 | 을 활용하는 것도 지혜로운 건강관리 방법입니다.

7대 영양소

7대 영양소

1. 탄수화물

가공 · 정제한 단순당 섭취가 불러온 탄수화물(단순당)중독증과 당영양소(복합당)의 중요성

탄수화물은 우리가 가장 많이 접하는 영양소로 에너지 공급원입니다. 당영양소는 그 결합 형태에 따라 포도당 같은 단당류, 설탕|포도당+과당| · 유당|포도당+갈락토스| 같은 이당류, 단당이 3~10가지에 이르는 올리고당 · 11당 이상이 결합된 섬유질 · 복합탄수화물 같은 다당류 등이 있습니다.

식품 산업 발달로 가공 및 정제한 맛있는 단당류가 우리의 혀를 유혹하면서 그 맛으로부터 벗어나기가 힘든 게 현실입니다. 특히 여성은 단음식과 밀가루로 만든 음식|단당류|을 좋아하는데 이는 혈당치가 오르면 베타엔도르핀이라는 쾌락 유발물질이 나오기 때문입니다.

음식물이 몸속으로 들어오면 소화기관에서 효소가 작용해 소화 · 분해되어 영양소로 바뀝니다. 탄수화물은 아밀라제를 통해 소화가 이루어지는데 빨리 씹어서 삼키면 양질의 탄수화물을 얻을 수 없으므로 가급적 오래 씹어 소화가 최대로 이뤄지도록 해야 합니다. 양질의 탄수화물은 인체에 힘을 주는 에너지원으로 소화가 빠르므로 음식 섭취 시 가장 먼저 먹어야 합니다. 만약 단백질이나 지방을 섭취한 후에 먹으면 위장에서 부패가 일어나 독이 생깁니다.

탄수화물이 소화되어 만들어지는 것이 포도당입니다. 쌀밥, 떡, 국수, 빵, 고구마, 감자, 설탕 등의 탄수화물을 먹으면 이것이 소화·분해되어 대부분 포도당 형태로 몸속에 흡수됩니다. 그런데 포도당이 몸속에 흡수되는 속도는 포함된 섬유질의 양에 따라 음식마다 차이가 납니다. 가령 쌀밥과 고구마, 현미밥을 먹을 때의 흡수 속도는 각각 다릅니다.

이처럼 당이 몸속에 흡수되는 속도를 당지수 | GI지수 | 라고 합니다. 흡수가 빨라 혈당지수를 빨리 올리는 음식은 당지수가 높으며 천천히 흡수되어 혈당을 서서히 올리는 음식은 당지수가 낮습니다. 예를 들어 순수한 포도당을 먹으면 소화·분해할 필요도 없이 곧바로 흡수되어 혈당지수가 빠르게 올라갑니다.

그래서 흔히 순수 포도당의 당지수를 100으로 해서 다른 음식물의 당지수를 비교하곤 합니다. 식이섬유는 당지수가 0, 혈당지수가 높은 탄수화물은 70 이상 | 감자 88, 흰

쌀밥 83, 떡 78, 베이글 72, 비스킷 70 | 입니다. 보통 수준은 55~70 | 아이스크림 61 | 이고 낮은 수준은 55 이하 | 바나나 52, 현미밥 50, 고구마 44, 사과 38, 우유 27, 식이섬유 0 | 입니다.

과일에는 당이 많지만 혈당지수가 낮은 편입니다. 과일에 들어 있는 과당은 혈당지수가 20에 불과하기 때문입니다. 과일 중에서 가장 좋은 것은 베리류로 블루베리나 블랙베리는 안토시아닌이 많고 노화 방지 효력이 높으며 혈관 건강을 향상시킵니다. 반대로 식이섬유는 당질이 전혀 없고 변을 통해 모두 배출되기에 혈당을 전혀 올리지 않습니다. 당질 섭취가 필요할 때 충분한 식이섬유를 섭취해 혈당이 급속히 오르는 것을 막는 것은 질병 예방에 필수적인 일입니다.

혈당이 오르면 우리 몸에서 인슐린이 많이 분비되고 고혈당, 고인슐린증이 되면 많은 질병이 생길 수 있습니다. 당질을 지나치게 많이 섭취하는 오늘날의 식생활은 인체에 비상 상태나 다름없기 때문에 우리 몸의 대사에너지 | 내분비 | 시스템, 자율신경시스템, 면역시스템에 혼란을 야기해 생활습관병이 발생하는 것입니다.

당질 중에서도 좋은 게 있지 않을까 하는 생각은 큰 오산입니다. 정제된 설탕이 100만큼 해롭다면 꿀은 97만큼 해롭습니다. 정제된 백설탕은 사탕수수즙을 정제하는 과정에서 모든 영양 성분, 즉 비타민, 미네랄, 염분, 섬유질, 단백질 등을 제거해 아무런 영양도 없는 칼로리 덩어리입니다.

가공식품을 통해 섭취하는 탄수화물의 절반 이상이 공장에서 만든 당분인 자당, 액상과당 등의 감미료를 첨가한 형태입니다. 고과당 옥수수시럽으로 불리는 액상과당은 전분을 화학적으로 글루코스로 바꿔놓은 형태인데 설탕보다 싸서 경제적 가치가 높고 맛은 더 달콤합니다. 그래서 많은 음료수와 과자, 케이크, 잼, 크래커, 빵 등에 쓰입니다.

과당은 원래 과일에 들어 있는 천연설탕이지만, 액상과당은 공장에서 인위적으로 만든 감미료입니다. 액상과당의 문제는 대사 과정을 거쳐 지방과 트리글리세리드로 변화하는 것이 정제설탕에 비해 더 쉽고 빠르다는 데 있습니다. 더 큰 문제는 렙틴저항성을 일으켜 아무리 먹어도 포만감을 느끼지 못하기 때문에 과식을 통한 고칼로리 섭취를 유발한다는 점입니다.

설탕이나 액상과당을 섭취할 경우 혈당이 급속도로 올라가고 뒤따라 인슐린이 혈당을 급속도로 떨어뜨려 저혈당 증상을 초래하게 만듭니다. 이는 지방대사를 방해해 혈청 중성지방 수치를 올립니다. 포도당과 비타민 C는 화학적 구조가 비슷해 세포 속으로 흡수되는 과정에서 경쟁하는데 포도당이 먼저 흡수되어 비타민 C의 부족 현상이 발생합니다. 이 경우 건강한 백혈구를 유지해주는 비타민 C의 부족으로 면역력이 떨어지는 결과를 초래합니다.

당질 제한식의 세계적 권위자인 일본의 에베 고지 | 江部康二 | 에 따르면 4대 사망원인인 암, 심근경색, 뇌졸중, 폐렴과 새로운 5대 질병인 정신질환 및 기타 생활습관병이 당질 과다와 관련이 있다고 합니다. 당질 과다는 암을 유발하는데 여기에는 몇 가지 이유가 있습니다.

첫째, 고혈당이 체내에 활성산소를 많이 생성해 세포 DNA 손상을 일으키고, 이것이 세포복제 오류를 일으켜 세포가 암세포로 변이됩니다.

둘째, 고혈당이 DNA 손상을 일으켜 암을 일으킵니다.

셋째, 고혈당으로 인한 고인슐린혈증이 비만을 유발해 발암 위험을 일으키고 암세포의 성장을 촉진합니다.

암세포는 포도당만 에너지원으로 사용하는 것으로 알려져 있습니다. 그래서 당질 제한식은 암 예방 및 치료에 중요합니다. 최근의 연구에서는 케톤 식이요법이 각광을 받고 있습니다. 케톤체는 지방질에서 생겨난 물질로 매일 인체의 에너지원으로 쓰입니다. 간에서 지방 분해물질이 대사되면 케톤체라는 작은 입자가 생기는데 이것을 세포가 에너지원으로 사용하는 것입니다.

혈당치 상승에서 혈관 내피를 손상시키는 혈당치의 급격한 상승을 포도당 스파이크 | 가시 | 라고 부릅니다. 대개 혈당치가 140mg/dℓ 시 포도당 미니스파이크가 발생하고 180mg/dℓ 시 활성산소가 발생하거나 최종당화산물 AGE | Advanced Glycation Endproducts | 가 생깁니다. 활성산소로 인해 산화스트레스가 발생하면 혈관이 쉽게 상처를 입고 AGE와 콜레스테롤 | LDL | 이 달라붙어 동맥경화증이 발생합니다.

현대인의 식습관 변화로 AGE가 계속 증가하고 있는데 이는 불에 직접 구운 음식, 당분이 많은 음식, 튀긴 음식, 가공한 음식을 많이 섭취하기 때문입니다. 이러한 AGE는 활성산소와 더불어 여러 가지 질병과 노화를 일으키는 물질입니다. 주로 탄수화물과 아미노산의 반응으로 생기는 물질로 대사증후군과 밀접한 관련이 있습니다. 활성산소는 항산화제 복용으로 줄일 수 있지만 최종당화산물은 특별한 치료가 없기에 식습관 변화로 줄이는 수밖에 없습니다.

인슐린은 체지방 분해를 억제하고 지방 합성을 늘려 동맥경화를 악화시킵니다. 반면 당질 제한식을 하면 정신질환이 호전됩니다. 당질 섭취로 혈당이 오르내리는 바람에 마음이 불안정해지는 것이므로 당질 제한식을 하면 여러 정신질환 | 우울증, 조현증, 양극성장애 | 치료에 도움이 됩니다. 인슐린에 대항해 분비되는 아드레날린은 심리적 흥분을 일으킵니다. 당질 제한식은 체중을 줄이는 효과도 있습니다. 비만 해결에는 지방 제한보다 당질 제한이 원칙입니다.

그 이유는 다음과 같습니다.

첫째, 우리 몸은 당과 지방을 에너지원으로 사용하는데 당질을 제한하면 지방을 에너지원으로 사용해 지방분해가 촉진됩니다.

둘째, 인슐린은 우리 몸에 남은 열량을 지방세포에 저장하는 비만호르몬으로 당질을 제한하면 비만호르몬인 인슐린의 분비가 줄어듭니다.

셋째, 혈당이 부족해지면 적혈구처럼 당만 에너지원으로 사용하는 기관 때문에 간에서 아미노산이나 젖산을 원료로 당을 만들어내는 포도당 신생합성이 많이 일어나는데, 이 과정에서 많은 에너지를 사용해 살이 빠집니다. 포도당 신생합성 기능은 매우 뛰어나 식사로 섭취하지 않더라도 우리 몸이 필요로 하는 포도당은 부족하지 않습니다. 실제로 국제 식사에너지 컨설테이션 그룹의 1999년 보고서에는 '식사를 통해 섭취해야 하는 당질의 최소필요량은 0'이라고 쓰여 있습니다.

넷째, 영양소마다 소화 흡수에 쓰이는 에너지의 양은 다른데 이를 '식사 유발성 열 생산'이라고 합니다. 영양소별로 당질 6퍼센트, 지방 4퍼센트, 단백질 30퍼센트의 에너지를 사용합니다. 당질 제한식을 하면 상대적으로 단백질을 많이 먹게 되고 그 소화 흡수에 많은 에너지를 사용함으로써 그만큼 살이 빠지는 것입니다. 이상적인 체중에 도달한 뒤에는 저녁에만 당질 제한식을 해야 효과가 있으며 이것이 어려우면 아침, 저녁으로 당질을 제한하고 점심에만 가볍게 당질을 섭취하는 방법을 습관화하면 됩니다.

아무튼 인슐린이 지나치게 분비되지 않도록 하는 식생활을 습관화해야 합니다. 당질 제한식은 당뇨병의 모든 단계에 효과가 있습니다. 즉, 당뇨를 유발하는 병을 개선 및 예방하고 당뇨환자의 혈당 조절을 개선하며 당뇨 합병증을 예방합니다. 당질 제한이 당뇨병에만 효과가 있는 것은 아닙니다. 심지어 편두통 | 어떤 원인으로 혈관이 수축한 뒤 갑자기 혈관이 열릴 때 혈류량이 급격히 증가하면서 생기는 병 | 도 당질 제한식으로 많이 개선됩니다.

역류성 식도염도 그 원인이 대부분 당질 과다 섭취에 따른 위산 분비 과다가 원인이므로 당질 섭취를 줄이면 위산 분비가 줄어들면서 증상이 완화됩니다. 아토피 피부염도 당질 제한식으로 혈액순환이 좋아지면 건조한 피부가 개선되어 증상이 호전됩니다. 당질이 적은 식생활은 인간 본래의 식사에 근접한 것으로 원활한 혈액순환과 체내대사 안정으로 자연치유력 및 면역조절 능력을 개선합니다.

알츠하이머│치매│는 뇌세포에 베타아밀로이드가 침착하면서 생기는데 이를 분해하는 것이 인슐린 분해효소입니다. 그런데 당질 섭취가 많아 인슐린이 늘어나면 인슐린 분해효소를 인슐린 분해에 모두 사용해야 하므로 베타아밀로이드를 분해할 여력이 없어서 남아도는 혈중 베타아밀로이드가 뇌세포에 쌓여 치매가 생깁니다. 결국 인슐린은 노화호르몬이기도 합니다.

혈당치 상승으로 인슐린이 많이 분비되고 이로 인해 여러 가지 길항호르몬이 분비되면 체내 호르몬 균형이 무너져 불임, 다낭포성 난소증후군이 생깁니다. 당질을 많이 섭취하는 사람은 면역력이 떨어져 감기를 비롯해 충치나 치주질환에 잘 걸립니다. 또한 지방간이나 비알콜성 지방

간염을 일으키고 가장 많은 이산화탄소를 배출하는 탓에 폐에 부담을 줍니다. 심지어 권태감도 오랜 기간 지속된 당질 과다에서 오는 것으로 알려져 있습니다.

당질 제한은 온몸의 원활한 혈액순환을 도와 건강한 모발, 긴 속눈썹, 매끄러운 피부를 유지하게 해줍니다. 또한 당질을 줄이면 마음도, 얼굴도 온화해집니다. 당질 과다 섭취로 혈당이 오르면 인슐린이 과다 분비되고 조금 지나면 저혈당에 빠져 아드레날린 분비로 흥분하게 됩니다. 당질을 제한하면 인슐린과 아드레날린 분비를 자극하지 않아 흥분하지 않고 평온한 상태를 유지할 수 있습니다. 인슐린호르몬을 열쇠라고 하면 열쇠구멍은 인슐린리셉터 | 수용체 | 인데, 활성산소가 많이 생기면 여기에 활성산소가 달라붙어 인슐린리셉터가 제 기능을 하지 못합니다. 이때 췌장에서 인슐린이 더 분비되어 인슐린이 증가하는데 이를 '인슐린저항성'이라고 합니다.

인슐린 분비에는 두 가지 패턴이 있습니다. 하나는 하루 24시간 내내 소량씩 분비되는 기초분비로 생명유지에 필요한 최소한의 인슐린입니다. 다른 하나는 당질 섭취로

상승한 혈당치를 낮추기 위해 나오는 추가분비입니다. 어떤 음식 | 음식마다 당지수에 차이가 남 | 을 먹느냐에 따라 추가분비량에 차이가 있습니다. 당질 제한식의 경우 추가분비가 기초분비에 비해 2~3배 수준인데 비해 통상적인 식사에서는 추가분비가 기초분비의 20~30배에 달합니다.

고혈당과 고인슐린혈증의 다양한 위험성을 고려할 때 최소한의 기초분비 및 추가분비 인슐린으로 지내는 것이 가장 건강한 식생활입니다. 그래서 흰쌀밥보다 현미식을 권하는데 현미는 배유, 배아, 전분층, 종피, 과피 등을 모두 포함하며 여기서 배유 부분만 남은 게 흰쌀입니다. 배유의 90퍼센트 이상은 전분 | 녹말 | 입니다. 현미에는 비타민 B1, 비타민 B2, 식이섬유가 풍부하지만 흰쌀로 정제하는 과정에서 비타민 B1의 80퍼센트, 비타민 B2의 50퍼센트, 식이섬유의 70퍼센트가 버려집니다. 흰쌀은 전분으로 된 에너지 덩어리에 불과하며 영양소가 거의 없기에 우리가 말하는 소위 정크푸드라고 할 수 있습니다.

우리 주위에는 정제 및 가공한 탄수화물 음식이 넘쳐나고 그 달콤한 유혹을 이겨내기가 어려우므로 혈당치를 올리지 않으면서 인슐린 분비를 최소화하는 현명한 방법으로 식전에 식이섬유보충제를 먹는 것이 좋습니다. 어쩌면 이것은 현대인이 건강하게 살아가는 최선의 방법인지도 모릅니다.

식이섬유를 먹고 탄수화물을 섭취하면 혈당이 서서히 오르고 뒤이어 일어나는 포도당 스파이크가 생기지 않습니다. 또한 최종당화산물이나 활성산소가 생기지 않아 혈관벽의 손상이 일어나지 않습니다. 여기에다 고인슐린혈증으로 발생하는 지방 축적 등이 없어서 건강한 혈관과 몸매를 유지할 수 있습니다.

현대인의 식습관이나 음식을 생각해볼 때 식이섬유 섭취나 식사 후의 유산소운동 | 걷기나 산책하기 | 으로 근육이 혈당을 사용하게 함으로써 인슐린 분비를 자극하지 않는 생활을 습관화하는 것이 건강관리에 필수적입니다. 또한 단순당을 통한 포도당 섭취를 상대적으로 줄이고 복합탄수화물 섭취로 갈락토스, 만노스, 자일로스, 푸코스, 갈락토사민, 글루코사민, 아세틸뉴라민산 등의 당영양소 | 글리코영양소 | 를 골고루 섭취하는 습관을 들여야 합니다.

이 여덟 가지는 우리가 꼭 섭취해야 할 필수 당영양소입니다. 당영양소는 세포 사이의 소통 | 전달물질, 수용체 | 에서 중요한 역할을 담당하며 대식세포를 활성화합니다. 또한 면역 조절 및 균형에 영향을 미치고 암세포의 억제와 전이를 막아주며 췌장에서 분비되는 인슐린과 글루카곤의 균형을 조절합니다. 그뿐 아니라 신경세포 재생에서 큰 역할을 하며 노화를 예방해 영양학의 슈퍼스타로 알려져 있습니다.

동물성 음식에서는 어떠한 당영양소도 공급받을 수 없으므로 야채나 과일 위주의 식사를 하는 것이 좋습니다. 영양학적으로 버섯, 고려인삼, 알로에베라, 노니, 에크나시아, 겨우살이 | 미슬토 | 등에 당영양소가 많은 것으로 알려져 있습니다. 생명의 정보관리사인 당영양소를 충분히 골고루 섭취하는 지혜가 필요합니다.

2. 지방

좋은 지방(오메가3)과 나쁜 지방(포화지방, 트랜스지방)의 차이점 이해하기

지질은 중성지방, 인지질, 스테로이드로 나뉘며 우리가 흔히 말하는 지방은 중성지방입니다. 중성지방은 글리세롤과 지방산으로 구분하고 지방산은 다시 포화지방산, 불포화지방산, 트랜스지방산으로 나뉩니다. 포화지방산은 고체 형태를 띠며 불포화지방산은 액체 형태입니다. 트랜스지방산은 화학구조상 붙인 이름으로 지방산에 인위적으로 수소를 첨가해 고체 형태로 만든 것입니다. 이것은 화학구조상 시스형과 트랜스형으로 나뉘며 트랜스형은 인체에 해롭습니다.

지방은 다른 영양소와 달리 두 배 이상 높은 에너지가 발생하기에 열량이 높아 유리하지만, 두 배 이상의 활동이 없을 경우에는 남아도는 열량이 살을 찌우거나 비만을 유발합니다. 그래서 지방을 열의 관리자라고 합니다. 과거에는 지방을 무조건 비만의 주범으로 생각했습니다. 최근에는 많은 연구를 통해 지방에도 좋은 지방과 나쁜 지방이 있다는 것을 알게 되었습니다.

좋은 지방의 대표적인 것은 불포화지방으로 견과류나 해산물에 많이 들어 있습니다. 이 지방은 세포막을 단단하게 만들고 생리대사가 잘 이루어지도록 해줍니다. 반면 나쁜 지방은 포화지방이 대표적인데 육류에 들어 있는 동물성 지방으로 상온에서 고체 상태로 존재합니다. 이 지방은 세포막의 기능을 떨어뜨리고 대사를 늦추며 동맥경화를 일으킵니다.

불포화지방은 상온에서 액체 상태로 존재하며 주위에서 보는 액체 상태의 식용유들이 여기에 해당됩니다. 이런 지방을 오메가-6지방이라 하며 우리가 과다하게 섭취하는 불포화지방 중 하나입니다. 여기에 EPA, DHA로 구성된 오메가-3지방이 있는데 이는 영양학적으로 매우 중요한 지방으로 견과류나 등푸른 생선에 많이 함유되어 있습니다. 1970년대에 덴마크 연구진인 존디버그 박사에 의

해서 그린란드에 거주하는 원주민인 이누이트족의 건강 상태를 조사한 결과로 이러한 오메가-3지방산의 심혈관 효능이 알려지기 시작하였습니다. 건강한 생활을 위해서는 오메가-3지방을 충분히 섭취하되 오메가-6지방과의 비율을 3 : 1로 하는 것이 좋습니다.

오메가-6지방 가운데 달맞이꽃종자유 | EPO | 는 양질의 오메가-6지방으로 피부염이나 월경전증후군에 탁월한 효과를 보입니다. 오메가-3는 크게 3종류가 있습니다. **첫째는** 알파리놀렌산 | ALA-Alpha Linolenic Acid | 으로 들기름과 참기름에 많습니다. **둘째는** EPA로 오메가-3지방의 EPA는 화학적으로 탄소원자를 10개 갖는 다가불포화지방산입니다. 체내에 섭취되면 프로스타글란딘으로 변환되어서 **첫째**, 혈관을 확장하고 **둘째**, 혈소판의 응집을 억제하며 **셋째**, 혈압을 낮추고 **넷째**, 혈액중 중성지방 | TG | 을 감소시키며 **다섯째**, 동맥경화를 막는 착한 콜래스테롤 | HDL | 을 증가시키며 **여섯째**, 총콜레스테롤을 감소시켜서 혈전예방, 항염증 작용을 하고 피를 묽게 만들며 혈액순환 개선에 탁월합니다. 특히 중성지방을 줄이는데 탁월한 효과를 보이는

것이 오메가-3를 영양제로 섭취해야 하는 가장 중요한 이유인 것입니다. 세번째로 DHA는 탄소원자를 22개 가진 다가불포화지방산으로 뇌신경세포의 원료물질이며 망막의 구성물질로써 뇌와 눈건강에 도움을 주는 물질로 알려져 있습니다.

이러한 오메가-3는 항염증작용이 탁월하며 급성염증보다는 스트레스와 과로로 인한 오래된 만성염증 | 비밀스런 살인자 | 에 효과가 뛰어납니다. 매일 생선을 먹는 것이 쉽지 않기에 영양제 형태의 오메가-3를 매일 섭취해야 하는데, 오메가-3는 제품마다 순도 차이가 커서 순도가 높은 제품 | 최소 50%이상 | 을 섭취하는게 좋습니다. 최근에는 해양 미세조류에서 EPA와 DHA를 추출해낸 식물성 오메가-3도 등장해서 생선의 비린내와 중금속 우려가 없는 장점을 가진 제품도 있습니다. 그런데 포화지방보다 더 나쁜 지방이 바로 트랜스지방입니다. 트랜스지방은 액체 상태의 식물성기름을 반고체 상태로 가공하는 과정에서 생성되는 지방으로 수소화된 경화유지입니다. 이것은 식물성기름을 튀길 때도 발생하며 식물성쇼트닝, 마가린,

크래커, 쿠키, 도넛, 튀김류, 팝콘, 냉동피자 등 우리가 즐겨 먹는 거의 모든 가공식품이나 냉동식품·패스트푸드·인스턴트식품에 첨가되어 있습니다. 바삭바삭한 식감을 살려주는 트랜스지방은 입에는 좋지만 몸으로 들어오면 독성물질로 변합니다. 이것은 체중을 늘릴 뿐 아니라 나쁜 콜레스테롤 수치를 올리고 좋은 콜레스테롤 수치는 떨어뜨리는 작용으로 심혈관질환이나 당뇨 같은 대사증후군을 일으키며 각종 암 | 위암, 간암, 대장암, 유방암 | 등을 유발합니다.

세계보건기구는 트랜스지방의 일일 허용량을 하루 섭취 에너지의 1퍼센트 이내로 제한하고 있습니다. 성인의 하루 섭취 에너지를 2,000킬로칼로리로 볼 때 트랜스지방의 하루 제한량은 2그램 이내입니다. 이는 도넛 한 개, 크로아상 반 개, 감자튀김 2/3봉지, 과자 한 봉지에 해당합니다. 전 세계에서 심혈관질환의 주범으로 콜레스테롤을 꼽고 있지만 정제한 설탕이나 액상과당이 포도당스파이크로 작용해 혈관을 손상시키기도 합니다.

단백질대사 과정 중에 생기는 메티오닌이 시스테인으

로 대사되는 과정의 중간 단계인 혈중 호모시스테인 증가도 동맥경화의 원인으로 알려져 있습니다. 호모시스테인은 메티오닌의 대사 과정 중에 생기는데 비타민 B6로 호모시스테인을 시스테인으로 변환하거나 비타민 B9, 비타민 B12를 이용해 메티오닌으로 변환해 혈중 호모시스테인을 감소시키면 동맥경화의 위험성을 줄일 수 있습니다.

많이 알려진 콜레스테롤의 경우 LDL, HDL이라는 단백질 분자들과 결합해 몸의 각 세포로 이동합니다. LDL은 동맥 내벽에 쉽게 달라붙을 뿐 아니라 플라크를 축적해 나쁜 것으로 불리며, HDL은 동맥에서 LDL을 떼어내고 그것을 다시 간으로 운반해 재생하도록 만들기에 좋은 것으로 불립니다. 사실은 좋은 콜레스테롤이 아니라 좋은 HDL이며, 나쁜 콜레스테롤이 아니라 나쁜 LDL이라고 불러야 합니다.

모든 콜레스테롤은 나쁘다는 누명을 쓰고 있지만 이것은 오해입니다. 콜레스테롤은 세포막이나 세포벽을 구성하는 성분으로 세포막을 새로 만들거나 재생할 때, 세포막의 투과성과 유동성을 갖도록 할 때 필요한 물질입니다. 담즙산이나 스테로이드호르몬 그리고 지용성비타민을 생산 및 합성할 때도 매우 중요한 성분입니다.

LDL 알갱이는 크기가 다양한데 큰 것은 문제되지 않지만 작고 치밀한 알갱이는 동맥 내벽, 즉 내피의 간극 결합 안에 있는 세포들 사이로 비집고 들어가 염증을 일으키고 플라크를 축적합니다. 이처럼 작고 치밀한 LDL은 콜레스테롤보다 인슐린, 렙틴저항성의 환경에서 생긴다고 합니다. 결국 인슐린과 렙틴이 심혈관질환과 밀접한 관련이 있다고 볼 때, 문제는 콜레스테롤이 아니라 정제한 탄수화물입니다. 만약 혈류 속 콜레스테롤 수치가 지속적으로 증가한다면 만성적인 염증이 그 원인이라는 사실을 고려해야 합니다. 즉, 몸속 세포가 손상을 입었을 때 이를 회복하기 위해 콜레스테롤이 해당 부위로 이동하기 때문에 콜레스테롤 수치가 높아질 수 있습니다.

콜레스테롤에 대한 잘못된 믿음은 **첫째**, '콜레스테롤은 나쁘다'라는 것입니다. 콜레스테롤은 신경세포의 구성 요소인 미엘린초, 즉 신경을 둘러싸고 전기적 신호가 흐르도록 하는 신경외피의 성장 및 재생에 필수적이며 담즙,

스테로이드호르몬, 지용성비타민의 합성에도 꼭 필요한 물질입니다.

둘째, '콜레스테롤은 심혈관질환의 최고 원인이다'라는 것입니다. 사실 심혈관질환의 원인은 염증입니다.

셋째, '좋은 콜레스테롤과 나쁜 콜레스테롤이 있다'는 것입니다. 콜레스테롤은 나쁜 게 아니라 좋은 것입니다. 나쁜 것은 염증입니다.

넷째, '콜레스테롤 수치를 낮추는 것이 중요하다'는 것입니다. 낮춰야 할 것은 콜레스테롤 수치보다 혈액 속에 있는 콜레스테롤 입자의 종류와 수입니다.

3. 단백질

젊음, 건강, 날씬함을 위해 충분히 섭취해야 할 단백질의 종류와 영양 이해하기

3대 영양소 중에서도 나이가 들수록 체중조절을 위해 많이 섭취해야 하는 단백질은 소화 흡수 과정에서 많은 칼로리를 소비합니다. 음식에 따른 열 발생률을 영양소별로 비교해보면 단백질 25~30퍼센트, 탄수화물 6~10퍼센트, 지방 2~4퍼센트입니다. 그래서 탄수화물을 열의 에너지원, 지방을 열관리자, 단백질을 열소유자라고 부르며 그 열을 유지 및 보관하는 것은 근육입니다.

단백질은 근육 합성을 도와 미토콘드리아 숫자를 늘림으로써 기초대사량을 올립니다. 또한 포만감을 주는 효과도 크고 오래 지속되며 인슐린저항성이나 렙틴저항성을 줄이는데도 도움을 줍니다. 이런 이유로 똑같은 칼로리를 섭취해도 단백질이 체지방으로 쌓일 가능성은 낮습니다.

단백질이 분해된 아미노산은 우리 몸의 간 해독 과정에도 반드시 필요한 물질입니다. 영양학자들은 하루 단백질 섭취 권장량을 자기 체중 | 킬로그램 | 당 0.8그램으로 이야기합니다. 체중 감량을 위해서는 이보다 많은 체중당 1.0~1.5그램을 섭취해야 다이어트에 성공할 수 있습니다. 하지만 불규칙한 식생활과 잦은 외식으로 끼니마다 양질의 단백질을 챙겨먹는 것은 쉬운 일이 아닙니다. 이 경우 단백질보충제가 좋은 대안이 될 수 있습니다.

단백질보충제는 가급적 탄수화물 함량이 낮고 지방이 없는 것이 좋습니다. 순단백질만 먹으면 근육에 잘 흡수되지 않으므로 약간의 탄수화물은 함유되어야 합니다. 이러한 단백질보충제는 유청단백과 대두단백으로 나눌 수 있습니다. 유청은 우유로 치즈를 만드는 과정에서 생기는 액상 형태를 말합니다. 신선한 액상 유청에는 단백질이 1퍼센트 들어 있는데, 이러한 단백질만 추출해서 만든 것이 유청단백입니다. 그런데 이것은 가격이 비싸다는 단점이 있습니다. 연구에 따르면 유청단백은 한 번에 20그램을 복용하는 게 가장 이상적이며, 더 많이 섭취한다고 해서 근육이 더 생기는 것은 아닙니다.

유청단백에는 대두단백보다 유리한 몇 가지 장점이 있습니다.

첫째, 유청단백은 매우 빠르게 흡수됩니다. 빠르게 흡수되는 단백질일수록 근육 합성 효과가 큽니다. 실제로 유청단백은 대두단백보다 근육 합성 효과가 큽니다.

둘째, 유청단백은 류신이라는 아미노산 함량이 대두단백보다 50~75퍼센트 더 높습니다. 류신은 근육 생성 자극

효과가 크며 포만감을 오래 지속시키는 효과를 냅니다.

셋째, 유청단백은 비만과 관련된 호르몬에 영향을 주어 인슐린과 코르티솔 분비가 감소하고 그렐린호르몬 분비도 줄어듭니다.

넷째, 유청단백이 대두단백보다 에너지소비량을 더 증가시켜 체중 감량에 유리합니다.

다섯째, 노인들의 근육 유지에 더 효과적입니다.

유청단백에는 농축 유청단백, 분리 유청단백, 가수분해 유청단백의 세 종류가 있습니다. 농축 유청단백은 단백질 함량이 30~89퍼센트로 약간의 지방, 콜레스테롤, 유당과 생물학적 활성이 높은 물질이 들어 있습니다. 분리 유청단백은 단백질 함량이 90~94퍼센트로 약간 우유 맛이 나지만 유당은 거의 없습니다. 가수분해 유청단백은 단백질 함량을 95퍼센트 이상으로 높이고 소화가 잘 되게 펩타이드 형태로 좀 더 잘게 부순 제품입니다. 이것은 가격이 비싸고 쓴맛이 나기 때문에 단백질보충제로 많이 쓰이지는 않습니다.

대두단백은 유청단백에 비해 체내 흡수나 근육 단백 생

성 면에서 조금 떨어지지만 그 나름대로 장점이 있습니다.

첫째, 대두단백에는 글루타민이 많아 손상된 근육 회복에 도움을 줍니다.

둘째, 아르기닌이 들어 있어서 성장호르몬과 인슐린 분비를 자극해 근육 성장을 돕습니다.

셋째, 무엇보다 가격이 쌉니다.

이러한 대두단백에는 여성호르몬과 비슷한 효과를 내는 이소플라본이 들어 있어서 다이어트, 피부 미백, 골격량 유지 등에 효과적입니다. 이것은 이소플라본 속에 들어 있는 '다이제인'을 장내세균이 '에쿠올'로 만들 때 가능합니다.

동물성 단백질은 식물성 단백질과 달리 소화시키기가 어려우며 건강한 소화기관도 섭취한 동물성 단백질의 25퍼센트 정도만 완전 대사합니다. 나머지 소화시키지 못한 고깃덩어리가 소장에 머물면서 발효보다 부패가 일어나고 여기서 독소가 만들어집니다. 육류는 몸을 산성화하는데 소화되지 않은 고기는 더욱더 산성화하고 이것이 미네랄과 다른 영양소의 손실을 불러옵니다.

결론적으로 가격 대비 효율적인 것은 분리 유청단백과 분리 대두단백이 섞인 제품입니다. 그리고 다양한 단백질을 섭취해야 하므로 고기, 생선, 콩류를 골고루 먹는 것이 좋습니다.

4. 비타민

약인가? 식품인가? 제철 과일 및 야채만 섭취해도 될까? 비타민제 섭취의 필요성과 중요성

비타민은 미량영양소로 그 자체로 에너지를 공급하거나 몸을 구성하는 것은 아니지만, 충분히 섭취하지 않거나 한 종류라도 부족하면 체내에서 일어나는 여러 가지 대사에 지장을 초래해 질병이 생깁니다.

아직도 음식만 잘 먹으면 몸에 필요한 영양소를 충분히 섭취할 수 있다고 믿는 사람들은 지금 자신이 먹고 있는 식품의 영양 상태나 오염 상태를 체크해보기 바랍니다.

아마 영양가 없이 맛만 좋은 음식으로 가득 찬 현실에 깜짝 놀랄 것입니다.

먼저 식물의 성장에서 뿌리의 영양공급원인 토양이 오염되어 영양실조 상태에 있습니다. 또한 채소 및 과일의 소비 증가로 농약을 뿌려가며 속성 재배한 채소와 과일을 유통까지 고려해 덜 익은 상태에서 수확하기 때문에 영양이 불완전한 상태에서 우리의 몸으로 들어오고 있습니다. 그 채소와 과일의 상태를 보면 흠집 없이 번지르르하지만 그것은 엄청난 농약을 뿌려댄 결과입니다.

가공식품의 경우 영양실조 상태인 토양에서 자라 영양분이 덜 숙성된 상태로 수확해 거대한 가공공장에서 처리 과정을 거칩니다. 여기에다 방부제, 색소 같은 화학첨가물을 잔뜩 뒤집어쓰고 나온 것을 우리가 먹는 것입니다. 그러니 우리 몸에서 과연 무슨 일이 일어날까요?

비타민은 몸 안에서 만들어지지 않고 식품에 소량 들어 있습니다. 현재까지 알려진 비타민은 지용성비타민│A, D, E, K│과 수용성비타민│B군 8종과 C│으로 나뉘는데, 지용성비타민은 몸에 축적되므로 양에 신경을 써야 하지만 수용

성 비타민은 쉽게 밖으로 배출 | 섭취한 날로부터 적어도 4일 이내에 완전 배설 | 되므로 자주 섭취해 영양을 충분히 공급해주어야 합니다.

비타민은 17~18세기 대항해 시대에 영국 해군에게 생긴 괴혈병을 통해 그 존재감이 드러났습니다. 스코틀랜드 왕립해군 외과의사인 제임스 린드 | James Lind | 는 레몬이나 라임이 괴혈병에 효과가 있음을 알아냈고 점차 그 물질의 효능이 널리 알려지기 시작했습니다.

비타민 역사의 출발점은 지금으로부터 약 100년 전입니다. 19세기 말 과학이 여러 영양소를 밝혀낼 무렵 캠브리지 화학연구실의 홉킨스 박사는 생명 유지에 필수적인 영양소가 있음을 알아냈고, 이후 1912년 폴란드의 풍크 박사가 여기에 '비타민'이라는 이름을 붙였습니다. 각기병이 등장한 뒤 쌀겨에서 그 예방물질을 발견하자 생명 유지에 없어서는 안 될 물질이라는 의미로 '비트-아민'이라고 부르게 된 것입니다. 이는 생명을 뜻하는 비타와 겨에서 추출한 질소화합물인 아민을 합친 말입니다.

1933년 스위스의 과학자 라이히슈타인이 처음 비타민

C를 합성하는 데 성공하면서 비타민 C의 대량 합성이 가능해졌습니다. 1954년 노벨화학상을 받은 라이너스 폴링 박사 역시 1970년 《비타민 C와 감기》라는 책을 통해 대중에게 비타민의 중요성을 널리 알렸습니다. 또한 폴링 박사는 비타민을 메가도즈로 투여해 질병을 예방 및 치료하는 메가도즈요법을 시행해 많은 질환을 치료했습니다.

바쁜 현대인은 몸에 필요한 40여 가지 영양소를 골고루 먹기 힘든 상황이므로 부족한 부분을 외부에서 보충해야 합니다. 미국은 1977년 《맥거번 보고서》 이후 영양제를 복용하게 함으로써 만성질환이 감소하는 효과를 보고 있습니다. 현대인에게 비타민이 결핍될 수밖에 없는 원인에는 여러 가지가 있습니다.

첫째, 조리 과정이 복잡한 음식을 즐기기 시작하면서 음식에서 자연스럽게 비타민 파괴가 늘어났습니다.

둘째, 풍부한 음식 문화 발달로 탄수화물을 많이 섭취하면서 대사활동이 활발해져 비타민 B1이 부족해졌습니다.

셋째, 술이나 인스턴트식품, 커피 등의 기호식품이 몸에서 많은 비타민을 빼앗아갑니다.

비타민은 제조 공정에 따라 천연비타민과 합성비타민으로 나뉘는데, 가장 기본적인 단계에서도 비타민과 미네랄이라는 보조인자가 없으면 인체가 제대로 기능하지 못하므로 천연비타민이 반합성이나 합성보다 월등한 효과를 냅니다. 자연이 만든 식품 속에는 화학적으로 만들 수 없는 네 가지 물질이 존재하는데 그것은 호르몬, 산소 함량, 파이토케미컬, 효소를 말합니다. 비타민 연구의 선구자 로열 리 박사는 영양소, 효소, 조효소, 항산화제, 미량원소가 공동 작업을 수행하는 천연비타민만 효과가 있다고 주장했습니다. 시중에는 의약품처럼 합성해서 만든 합성비타민제가 많으며 천연배지에 합성비타민을 첨가한 반합성비타민 | 법적으로는 천연성분이 10퍼센트 이상이면 천연제품으로 본다 | 도 있습니다. 다시 말하면 합성비타민은 원유의 정제과정에서 나오는 콜타르나 옥수수, 감자등 식물의 녹말을 원료로 하여 발효와 정제를 거쳐서 대량으로 합성해 내는 것이며, 천연비타민은 식물에서 바로 비타민 자체를 추출해서 만드는 것입니다. 천연제품이 좋은 이유는 여러 보조인자 | 다양한 파이토케미컬 | 가 함께하므로 흡수율에 차

이가 있기 때문입니다. 또한 생체이용률이 뛰어나고 대사 이후에 생기는 프리래디컬의 악영향을 여러 인자가 제거하기에 부작용이 거의 없습니다. 여기에다 천연비타민에는 콜타르, 인공색소, 보존제, 당, 전분 등의 첨가제가 들어가지 않습니다.

합성비타민을 단독으로 복용할 때는 만성질환의 약물치료에서 나타나는 약물 부작용처럼 그 효용이나 이후의 독성을 고려해야 합니다. 지용성비타민은 함께 먹는 것이 효율적이며 지방을 함께 섭취할 때 흡수가 잘됩니다. 수용성비타민의 B군도 함께 복용해야 여러 가지 대사에 많은 도움을 줍니다.

그러면 각 비타민의 효능과 결핍 증상을 살펴봅시다.

🌿 비타민 A

비타민 A는 '눈의 비타민'으로 시력과 시각에 크게 관여합니다. 또한 이 영양소는 '회춘영양소'로 세포를 보호하고 노화 방지 효과가 있습니다. 뼈, 연골, 피부, 머리, 치아, 잇몸의 생성 및 보호에도 중요한 역할을 합니다. 피부나 소화기관의 점막 등 상피조직을 정상으로 만드는 작용도 합니다. 단백질대사, 지방대사에도 관여하며 호르몬에도 작용해 여드름 치료 효과와 생리전증후군, 월경과다증, 골다공증에도 효과가 있습니다.

결핍되면 눈에 문제가 생겨 야맹증, 시력 저하가 나타납니다. 또 피부각화가 일어나고 거칠어지기 시작하며 점막에도 영향을 미쳐 바이러스 침투가 쉬워지기 때문에 감기에 잘 걸립니다. 달걀, 당근, 브로콜리, 멜론, 살구, 생선의 간유, 송아지 간, 짙은 녹황색 야채 등에 많이 함유되어 있으며 베타카로틴 형태로 섭취하면 체내 간에서 비타민 A로 전환됩니다.

베타카로틴은 항암 작용, 과산화지질 제거, 뇌졸중 예방에 효과가 뛰어난 것으로 밝혀져 있습니다. 이 베타카로틴은 식물성비타민이고 비타민A는 동물성비타민으로 베타카로틴은 가장 안전한 비타민 중 하나입니다. 물론 많이 복용하면 일시적으로 피부가 노랗게 변할 수 있지만 큰 부작용은 없습니다. 비타민A는 간장질환자에게 과량 투여하면 안 되며 당뇨병이나 갑상선기능저하증이 있을 경우 베타카로틴을 비타민A로 전환시킬 수 없으므로 섭취에 주의해야 합니다. 결론적으로 비타민 섭취시 과량이나 중독에 가장 많은 신경을 써야 합니다.

🌿 비타민 B

비타민 B는 '스트레스 비타민'이라 불릴 정도로 스트레스를 받을 때마다 반드시 필요한 비타민입니다. 체내의 신경, 피부, 눈, 머리카락, 간, 구강, 소화기관의 근육과 두뇌활동을 정상적으로 유지하는 데 필수적인 역할을 합니다. 탄수화물, 단백질, 지방 대사의 필수 성분으로 에너지 생성에 관여하며 우울증 치료에도 효과적입니다. 하지만 수용성이라 생명력이 짧기 때문에 계속 대체해주어야 부족하지 않습니다. 현대인은 탄수화물 중독과 스트레스에 많이 시달려 에너지 소모가 크므로 충분한 비타민 B군 섭취가 필요합니다.

결핍되면 조금만 걸어도 숨이 차고 지구력이 떨어지며 쉽게 짜증이 나거나 예민해집니다. 또 육체적, 정신적 만성피로에 시달리면 눈 시림이나 눈부심 현상이 나타납니다.

🌿 비타민 B1(티아민)

'당대사 비타민', '신경통 비타민'으로 당대사나 신경통과 밀접한 관계가 있습니다. 특히 탄수화물 대사에 많이 관여하며 뇌를 포함한 신경계가 포도당을 충분히 흡수할 수 있도록 돕는 작용을 해서 뇌신경 활동이 활발하도록 해줍니다. 당 섭취가 많고 가공식품을 많이 먹는 현대인에게 가장 부족하기 쉬운 비타민입니다.

위산과 혈액 생성에도 관여하고 혈액순환 촉진과 학습능력 향상에 좋으며, 정상적인 심장 기능을 유지하는 데 도움을 주는 한편 성장을 촉진시키는 비타민입니다. 운동능력 향상에도 도움을 주는데 무엇보다 격심한 운동을 한 후에 오는 근육 피로를 풀어줍니다. 비타민 B1이 근육에 쌓인 젖산을 연소시켜 에너지화하는 것입니다. 다만 비타민 B1 단독으로 섭취하면 흡수가 잘 되지 않고 분해되기 쉽다는 약점이 있습니다. 이 약점을 보충해주는 물질이 마늘, 양파, 대파, 부추에 많은 '알리신'입니다.

비타민 B1은 수용성이지만 알리신과 결합하면 알리티아민이라는 지용성으로 바뀌어 땀과 소변으로 쉽게 배출되지 않습니다. 마늘이 피로회복에 좋은 것은 비타민 B1의 흡수성과 지속성 때문이며 향신료처럼 식욕을 높이는 작용도 합니다. 마늘은 스태미너 효과도 있습니다. 마늘이 소량의 아드레날린을 방출해 교감신경이 흥분하고 에너지 생산을 높여 체온이 오르면서 혈액순환이 좋아져 기운이 나는 것입니다.

비타민 B1은 열에 약해 조리할 때 많이 파괴되므로 영양제로 보충하는 것이 좋습니다. 티아민이 결핍되면 당대사에 어려움을 겪고 심장이 비대해지며 피곤해서 아침에 잘 일어나지 못합니다. 또한 숨이 차고 다리가 붓는 현상이 일어나며 각기병, 뇌세포 손상, 근육 위축, 호흡곤란, 식욕 부진 등이 나타납니다. 비타민 B1은 돼지고기, 콩 종류, 해바라기씨, 진한 녹색 야채에 많이 함유되어 있습니다.

🌿 비타민 B2(리보플라빈)

탄수화물, 단백질, 지방의 에너지 대사를 비롯해 효소와 호르몬 생산에 관여하며 특히 지방질 대사에서 중요한 역할을 합니다. 또한 이미 생긴 과산화지질을 제거하며 지방이 혈액을 탁하게 해서 동맥경화로 발전하거나 지방이 간에 저장되어 지방간으로 발전하는 것을 막는 작용을 합니다.

세포의 산소 효용성을 높이고 세포로부터 노폐물을 배출해 점막과 피부를 보호하는 작용도 합니다. 그밖에 식품첨가물, 방부제 등의 독소에 있는 수소와 결합해 유해성을 제거합니다. 입이 잘 허는 사람이나 편두통에 치료 효과가 있으며 소변을 노랗게 만드는 물질이기도 합니다.

결핍되면 수근관증후군, 백내장, 구강염, 설염, 입술·피부·생식기의 염증이 일어나기 쉬우며 특히 우울증이나 울화증과 관계가 있다고 알려져 있습니다. 아몬드, 아스파라거스, 브로콜리, 치즈, 계란, 우유, 쌀, 밀전분 등에 많이 함유되어 있습니다.

🌿 비타민 B3(니아신, 니코틴아마이드)

니아신은 혈관 확장 효과가 있고 혈액순환을 좋게 하며 LDL 콜레스테롤은 낮추고 HDL 콜레스테롤은 올리는 작용을 합니다. 니코틴아마이드는 근골격계에 작용해 통증 완화나 근육 이완 작용을 합니다. 특히 니아신은 신경안정제 작용을 하므로 비타민 C, 비타민 B6와 함께 사용하면 여러 가지 신경정신질환에 효과적입니다.

종종 니아신을 복용하는 사람들 중에 피부 충혈이 심해지거나 가렵고 열이 나는 경우가 있는데, 이것은 히스타민이 나오면서 생기는 알레르기 증상입니다.

결핍되면 구취, 설사, 신경과민, 피부염 등이 생길 수 있습니다. 맥주효모, 콩류, 닭고기, 전립분, 생선 등에 많이 함유되어 있습니다.

🌿 비타민 B5(판토텐산)

'항스트레스 비타민'으로 스트레스로 인해 만성피로와 불면증이 찾아왔을 때 비타민 B5와 비타민 C를 함께 복용하면 부신 기능이 높아집니다. 특히 부신피질호르몬과

항체 생산에 필수적인 영양소로 에너지 대사에 관여하는 코엔자임 Q10의 필수 성분입니다. 또한 요산 생성을 억제해 통풍을 예방하며 성호르몬을 만드는 데 작용해 불임에도 응용되고 있습니다.

탄수화물·지방·단백질 대사에 관여하며 스트레스 해소, 면역 증진, 콜레스테롤 산화 방지, 기억장애 예방, 통풍 예방, 류머티즘 관절염 치료 등에 필요합니다.

결핍되면 피로와 불면증이 생기고 콩이나 닭고기, 동물조직 특히 간에 많이 함유되어 있습니다.

🍃 비타민 B6(피리독신)

아미노산 대사에 필수이며 체내 생화학 반응 중 나트륨과 칼륨의 균형을 유지합니다. '천연이뇨제' 기능을 하는 비타민이기도 합니다. 또한 적혈구 생성, 뇌신경 기능, 핵산 합성, 효소 활성화에 관여하며 동맥경화 유발물질로 알려진 호모시스테인 생성을 억제합니다.

그밖에 노화와 밀접한 관계가 있으며 필수지방산이 프로스타글란딘으로 변하는 데 꼭 필요한 영양소입니다. 인슐린 분비에도 필요한 영양소로 당뇨병 예방 효과가 있으며 동맥경화 예방, 생리전증후군에 효과가 뛰어납니다. 류머티즘 관절염, 정신 신경 활동, 구토, 입덧 및 빈혈 예방, 피부병, 면역 강화에도 효과가 있습니다.

결핍되면 구강염, 피부염, 신경과민, 근육경련, 비듬이 생길 수 있습니다. 대표적으로 맥주효모, 당근, 육류나 생선, 바나나에 많이 들어 있습니다.

🌿 비타민 B9(엽산)

'시금치 비타민', '브레인 푸드'로 DNA 합성의 보조효소로 기능합니다. 또한 단백질 대사를 돕고 적혈구 생성에 필수불가결한 영양소입니다. 특히 동맥경화 유발물질인 호모시스테인을 낮추는 작용에서 가장 중요한 역할을 합니다. 그밖에 노인성 우울증, 치매, 잇몸병, 통풍, 퇴행성 관절염 예방과 치료에도 효과적입니다.

결핍되면 노화와 동맥경화를 촉진합니다. 시금치, 보리, 강낭콩, 맥주효모, 현미, 닭고기, 쇠고기, 치즈, 쌀겨 등에 많이 함유되어 있습니다.

🌿 비타민 B12(시아노코발아민)

적혈구 생성에 관여하고 세포 생성 및 성장을 촉진하며 식욕 부진 해소와 에너지를 높이는 역할을 합니다. 섭취한 음식물의 소화와 흡수에 도움을 주고 뇌신경세포의 활동을 도와 집중력과 기억력을 높이는 효과를 냅니다. 철분과 엽산을 보조해 악성빈혈 예방 효과가 있으며 신경과민 감소, 집중력 및 기억력 향상에도 도움을 주어 치매 예방 효과가 뛰어납니다. 그 외에 심혈관질환 예방에도 효과가 있습니다. 특히 동물성 식품에 많이 함유돼 채식주의자에게 결핍증이 나타나기 쉬우므로 별도의 보충이 필요합니다.

결핍되면 악성빈혈, 체취, 월경불순, 신경과민, 비듬 등이 생길 수 있습니다. 우유, 생선, 육류, 달걀 등에 많이 함유되어 있습니다.

🌿 비오틴

다른 비타민 B군의 체내이용률을 높이는 작용을 하며 미세한 양으로도 충분한 작용을 합니다. 모발과 관련이 많고 섭취한 음식물을 통해 장내유산균이 합성합니다. 또한 만성칸디다, 당뇨, 항생제 상습 복용, 피부염, 잦은 구토, 빈혈 등에 도움을 줍니다.

결핍증은 드물지만 유아기 지루성피부염의 원인이 될 수 있습니다. 익힌 계란노른자, 바다생선, 육류, 우유, 효모, 도정한 곡류 등에 많이 함유되어 있습니다. 계란의 흰자에 포함된 아비딘은 비오틴과 결합해 비오틴의 흡수를 방해하므로 반드시 익혀서 먹는 게 좋습니다.

콜린

신경전달물질인 아세틸콜린의 원료로 체내에서 메티오닌이나 세린으로 만들 수도 있지만 체내 생성으로는 부족하므로 음식을 통해 섭취해야 합니다. 콜린은 기억력을 향상시키고 두뇌 기능을 활성화합니다. 특히 신경계질환에 필수적이며 지질대사, 안면근경련, 기억력장애, 알코올중독에 효과적입니다.

계란노른자, 육류, 우유, 곡류 시리얼, 양배추, 콩, 소의 간 등에 풍부하게 들어 있습니다.

🌱 이노시톨

체내에서 콜린과 함께 레시틴 합성의 원료로 쓰이며 지방과 콜레스테롤을 분해해 혈액의 점도를 낮춰줍니다. 특히 동맥경화 예방에 좋고 간의 지방도 제거해줍니다. 모발이 자라는 데 꼭 필요한 영양소로 스트레스에 따른 탈모 예방 및 치료에도 효과가 있습니다.

이노시톨과 콜린은 수용성과 지용성의 성질을 모두 가지고 있어서 뇌신경 조직에 꼭 필요한 영양소입니다. 불면증·불안증·기억력 감퇴에 도움을 주고 과일, 채소, 도정하지 않은 곡류, 우유, 고기 등에 많이 들어 있습니다.

🌱 PABA(파라아미노벤조산)

엽산 합성의 원료로 늘 엽산과 함께 작용해 적혈구 생성에 관여합니다. 항산화제로 비타민 B5의 작용을 보조하는 기능을 하며 단백질대사의 보조효소이기도 합니다.

특히 스테로이드호르몬의 작용과 각성호르몬의 작용을 높여주는데, 이는 PABA가 이 호르몬들이 간에서 분해되는 것을 막아주기 때문입니다. 또한 섬유 형성을 풀어주는 역할을 하고 불임과 유산균 증식에도 도움을 줍니다.

결핍되면 우울증, 피로, 소화장애, 두발 탈색 등의 양상이 나타납니다. 동물의 신장, 간, 도정하지 않은 곡류 등에 많이 함유되어 있습니다.

🌱 비타민 D

장에서의 칼슘 흡수를 높여 치아, 골격 기능을 향상시킵니다. 세포 기능이나 면역성과 밀접한 관계가 있으며 노화에도 직접적인 영향을 미칩니다. 비타민 D는 일주일에 한두 번씩 15~20분 일광욕을 하면 생성됩니다. 비타민D 는 "면역 비타민"이라고도 하는데, 그 이유는 면역을 담당하는 각종 백혈구에 비타민D 수용체가 있어서 체내로 들어온 비타민D를 받아들이게 됩니다. 그래서 이러한 비타민D를 통해서 체내 염증물질을 억제하고 바이러스와 세균을 죽일 수 있는 면역 단백질을 만들어 내게 됩니다. 또한 비타민D는 미성숙세포가 암세포로 변환되는 것을 막고, 병들고 늙은 세포가 저절로 죽도록 '세포 자살현상'을 유도하게 됩니다. 그래서 비타민D를 "항암 비타민"이라고도 합니다. 특히 여러 연구결과에서 대장암과 혈중 비타민D농도는 반비례하는 현상을 보였습니다. 비타민D가 2배 부족하면 대장암이 2배 많이 발생하는 것으로 알려져 있습니다. 우리나라에서 대장암 발병율이 급속도로 증가하여 2008년 이후 전세계 1위를 하고 있기에 국민들의 비타민D 섭취에 많은 관심과 실행이 따라야 할 것 같습니다.

또한 유방암도 우리나라 40대 여성들에게서 많이 발생하고 있는데, 지나친 다이어트와 자외선 차단에 따른 비타민D 부족현상이 큰 원인이란 생각이 듭니다. 비타민D의 혈중농도를 측정해서 혈중농도가 10ng/ml미만이면 병적상태 | 구루병 | 이며, 즉각적인 치료가 필요하고, 10-20ng/ml 이면 부족증으로 볼 수 있으며 20-30ng/ml이상이면 정상이라고 보지만, 40ng/ml 이상이 되어야 항암효과가 나타나는 것으로 알려지고 있습니다. 이러한 혈중농도를 1ng/ml 올리기 위해서는 100 IU의 용량이 필요하며 지금 섭취시 3-4개월 이후에나 효과를 보게 됩니다. 부

작용을 최소화하면서 비타민D 효과를 극대화 하기위해서는 투여용량이 최소한 2,000 IU는 되어야 합니다. 일반적으로 매일 3,000 IU 정도의 비타민D 섭취가 적당하다고 할 수가 있습니다. 일반적인 최소 비타민D의 공급은 일주일에 두번씩 20분정도 일광욕을 해주게 되면 생성이 됩니다. 제품으로 먹을 때는 반드시 칼슘과 함께 복용해야 합니다. 결핍되면 충치, 골다공증, 골연화증, 구루병 등이 생깁니다.

🌿 비타민 E

항산화 작용이 강하며 혈관을 깨끗하고 탄력 있게 만들어 심혈관질환 예방에도 효과적입니다. 또한 회춘 기능이 있어서 검버섯이 생기는 것을 막고 갱년기장애의 고통을 덜어줍니다. 그 외에 피부노화 방지, 암·당뇨·자율신경 기능 이상, 퇴행성질환 예방 및 치료에 효과가 뛰어납니다. 면역 증진, 눈 건강, 생식 기능에도 도움을 줍니다.

비타민 E는 천연제품이 합성제품보다 두 배 더 강력합니다. 결핍되면 적혈구가 파괴되며 신경질환, 근육위축증 등이 생기고 빈혈 및 생식기능장애가 발생합니다. 채소, 달걀, 생선, 마가린 등에 많이 들어 있습니다.

🌿 비타민 K

혈액 응고 과정에 필요한 물질을 만드는 데 필요합니다. 특별한 증상이 없다면 자연식품을 통해 섭취하는 것으로 충분합니다. 결핍되면 많은 출혈이 일어나며 푸른 채소와 돼지 간에 많이 함유되어 있습니다.

🌿 바이오플라보노이드

'비타민 P'로 통하며 루틴, 헤스페리딘, 쿼서틴, 시트린 등 다양한 종류가 있습니다. 바이오플라보노이드는 비타민 C의 흡수를 촉진하며 모세혈관을 강화하고 혈액순환 및 항균 작용을 하는 한편 담즙 생성을 촉진합니다. 백내장 예방과 콜레스테롤 수치 저하에도 도움을 줍니다.

쿼서틴은 하루 1~2그램을 쓰면 천식과 알레르기에 효과가 있고, 브로멜린은 쿼서틴의 흡수를 높이며 서로 상승 작용을 합니다.

바이오플라보노이드는 체내에서 합성되지 않으며 레몬·오렌지 같은 과일껍질 안쪽의 흰 부분이나 살구, 체리, 자몽, 포도, 레몬, 자두, 로즈힙, 오렌지 등을 통해 섭취할 수 있습니다.

🌿 코엔자임큐 10

전체적으로 비타민 E와 같은 작용을 하며 훨씬 더 강력한 항산화제입니다. 나이가 들수록 조직 중에서 농도가 점점 감소하므로 반드시 보충해주어야 합니다. 그러한 보충을 통해 면역 기능을 높이고 노화를 지연하며 암을 예방할 수 있습니다. 에너지 생성에 중요한 역할을 하기에 만성피로에 효과가 좋으며 심장근육에서 에너지를 생산하게 돕고 심장근육이 잘 수축해서 혈액을 심장밖으로 효과적으로 펌프질하는 데 도움을 줍니다. 항히스타민 작용도 있어서 알레르기, 천식, 호흡기질환 치료에도 효과적입니다. 특히 정신분열증·알츠하이머 같은 뇌 기능 이상과 비만, 칸디다, 잇몸질환, 당뇨, 다발성경화증, 십이지장궤양 등에 효과를 냅니다. 약물 | 고지혈증, 당뇨약, 항암제 | 을

드시는 분들은 감소하기에 반드시 먹어야하는 영양제입니다. 주로 연어, 정어리, 고등어 등의 생선에 많이 들어 있습니다. 이 영양소는 빛에 약하므로 보관에 주의해야 합니다.

🌿 비타민 C

'비타민의 대명사'로 불릴 만큼 중요한 비타민으로 활성산소의 불안정한 전자를 받아줌으로써 항산화 효과를 냅니다. 우리가 스트레스를 받으면 부신피질에서 코르티솔, 부신수질에서 아드레날린을 분비해 스트레스저항성을 높이는데 이때 가장 많이 쓰이는 물질이 비타민 C입니다. 비타민 C는 스트레스와 싸우는 투사의 역할을 하며 신체 중 부신에 가장 풍부하게 존재합니다. 또한 바이러스 감염|간염, 감기| 시 백혈구 중 임파구 등이 나서서 싸우는데, 그 임파구가 에너지를 내는 동력이 바로 비타민 C입니다.

그밖에 철분 흡수를 도와 빈혈을 예방하고 콜레스테롤을 감소시켜 동맥경화를 예방합니다. 몸에 필요한 콜라겐 조직을 만들어 조직, 잇몸, 혈관, 뼈의 성장에도 중요한 역할을 합니다. 노화 예방, 골절이나 상처 시 치유 촉진, 비염 등의 알레르기 반응 감소, 혈당 감소의 효과도 있습니다. 그뿐 아니라 현대인의 3대 질병인 당뇨, 심혈관질환, 암 등의 예방 및 치료에도 비타민 C가 적극적으로 쓰이고 있습니다.

비타민 C를 충분히 섭취하면 당뇨 예방에 효과적인 것으로 알려져 있으며 심혈관질환 예방에도 비타민 C의 기능이 작용합니다. 이는 비타민 C가 콜라겐을 합성해 혈관벽을 튼튼하게 해주고 계면활성 작용으로 물과 기름 사이에 작용해 장력을 낮춤으로써 콜레스테롤이 녹는 효과를 내기 때문입니다.

우리 몸에서는 매일 1,000~2,000개의 암세포가 생기지만 체내 방어시스템이 작동해 암세포를 제거합니다. 이 방어시스템의 주작용은 임파구에서 일어나며 이 임파구는 비타민 C를 고용량으로 먹을 때 증가합니다.

비타민 C가 암과 싸우는 방법은 네 가지로 알려져 있습니다.

첫째, 강력한 항산화 작용입니다. 활성산소를 제거해 혈중 지방이 과산화하는 것을 막고 세포막을 보호하며 사용한 비타민 E를 재생해 더 큰 항산화 효과를 보탭니다.

둘째, 비타민 C가 암세포를 파괴합니다. 비타민 C는 몸 안에 들어오면 산화형-아스코르빈산으로 변하는데, 이것이 암세포 효소와 만날 경우 다시 아스코르빈산으로 변합니다. 이것은 암세포 안에 머물면서 암세포를 파괴합니다.

셋째, 비타민 C가 콜라겐을 합성하기 때문에 세포 사이에 콜라겐 방어막 | 세포 사이의 시멘트질 | 이 탄탄해져 암세포 증식이 힘들어지고 결국 암세포는 괴사합니다.

넷째, 비타민 C가 면역체계를 높입니다. 체액 면역에 관여하는 글로불린과 세포성 면역에 관여하는 임파구를 증식시켜 암세포의 성장을 막는 것입니다.

비타민 C 복용이 과일이나 야채보다 좋다는 뜻은 아니지만 요즈음의 과일과 야채는 과거보다 영양가가 많이 떨어져 있으므로 과일과 야채를 먹어도 비타민 C를 반드시 따로 복용해야 합니다.

비타민 전문가인 라이너스 폴링 박사, 서울대 이왕재

교수, 하병근 박사는 현대인은 누구나 비타민 C를 필수적으로 복용해야 한다고 주장합니다. 비타민 C는 한 살이 지나면 만들어지지 않으므로 꼭 외부에서 필요량을 보충해주어야 합니다. 산성비나 산성비료로 인해 야채, 과일의 영양소가 1950년대에 비해 10분의 1까지 떨어졌으므로 야채 및 과일만으로는 필요한 비타민 C를 채울 수 없습니다.

간혹 비타민 C를 많이 먹으면 요로결석이 생긴다는 주장도 있지만, 요로결석이 생기는 주된 원인은 수분 섭취 부족입니다. 신장은 수용성 노폐물을 걸러내는 장기로 신장을 통해 수용성 노폐물을 빼내려면 충분한 물이 필요합니다. 그래서 물을 충분히 마시는 사람에게는 요로결석이 생길 수 없습니다.

비타민 C는 수용성이라 6시간이 지나면 혈액 속에 남아 있지 않으므로 식사 때마다 섭취하는 것이 좋습니다. 특히 아침을 잘 먹지 않는 현대인은 점심과 저녁 식사 후 반드시 섭취해 음식에서 생기는 발암물질을 줄이는 것이 좋습니다. 시중에는 다양한 종류의 비타민 C가 있는데 꾸

준히 장기간 복용하려면 좋은 원료의 제품을 섭취해야 합니다. 최근에는 부작용 없는 천연제품으로 임상실험을 통해 그 효능이 입증된 비타민도 있으므로 장기적으로 안전하게 먹을 수 있는 제품을 선택하는 지혜가 필요합니다.

5. 미네랄

오염된 토양과 화학비료, 농약으로 얼룩진 토양에서 수확한 식품을 통해 무엇을 얻을 것인가?

우리 몸은 탄수화물, 지방, 단백질, 수분 등이 96퍼센트를 차지하며 미네랄은 4퍼센트에 불과합니다. 그런데 이 4퍼센트의 미네랄이 부족하면 탄수화물, 지방, 단백질, 비타민이 제대로 작용할 수 없습니다. 무너진 몸의 균형을 잡아주고 신진대사가 원활히 일어나도록 우리 몸의 대사에서 윤활유 역할을 하는 것이 미네랄입니다.

안타깝게도 현대인은 아무리 많은 음식을 먹어도 미네랄을 충분히 섭취하지 못하고 있습니다. 인체의 건강은 칼로리나 비타민, 탄수화물, 단백질, 지방보다 흡수되는 미네랄에 더 좌우된다고 합니다. 그래서 미네랄 부족을 '숨겨진 기아'라고 부르기도 합니다.

미네랄 부족의 가장 큰 원인은 잘못된 식습관에 있습니다. 베이비부머 세대는 영양학적 관점에서 처음으로 서구식 식사를 시작한 세대입니다. 육류, 간식, 조미료, 가공식품을 무턱대고 접하기 시작하면서 이들은 전 세대에 비해 만성질환이나 대사성증후군으로 고생하는 사람이 많습니다. 여기에다 생명의 근원은 토양인데 70년대부터 시작된 화학농법으로 인해 토양이 미네랄을 70퍼센트 이상 잃었습니다. 이는 농약과 제초제, 화학비료 등으로 토양을 산성화한 결과입니다. 현재 한국인에게 가장 부족한 미네랄은 '쌍칼'이라 불리는 칼슘과 칼륨입니다. 미네랄 부족은 영양불균형을 일으키고 이는 만성질환이나 난치병으로 이어집니다.

우리 몸은 기본적으로 에너지 활동으로 생명을 유지합니다. 생명 에너지란 태양이 만들어내는 에너지 알갱이가 우리 몸에 전달된 것으로 이 에너지가 온몸으로 퍼지도록 해주는 활성물질이 미네랄입니다. 가공 및 정제한 음식에는 이처럼 자연이 주는 선물이라 할 수 있는 에너지가 없습니다.

미네랄이 우리 몸에서 하는 역할을 살펴보면 다음과 같습니다.

첫째, 우리 몸의 신경 및 전기 시스템 운영의 기본요소로 신경자극을 전달하고 근육수축 등에 관여하는 각종 효소를 생성 및 조절하는 작용을 합니다.

둘째, 우리 몸이 항상성을 유지하도록 산도를 적절히 조절합니다. 우리 몸이 약알칼리인 pH7.4를 유지하는 것은 미네랄 덕분입니다.

셋째, 우리 몸의 70퍼센트를 차지하는 물, 즉 체액 이동을 조절하는 역할을 합니다. 체액 이동은 세포외액과 세포내액 사이의 미네랄 농도를 조절함으로써 일어납니다.

넷째, 우리 몸의 대사를 조절하는 효소에 작용하는 것은 비타민입니다. 이러한 비타민이 활발히 움직이도록 하는 효소가 미네랄이며 미네랄이 부족하면 아무리 많은 비타민을 섭취해도 활성화될 수 없습니다. 미네랄이 부족할 경우 단백질도 호르몬 생성이나 면역 기능, 효소 작용을 제대로 해내지 못합니다.

체내에 4퍼센트밖에 존재하지 않지만 미네랄의 상호작용이 없으면 다른 영양소를 아무리 많이 섭취해도 소용이 없습니다.

미네랄이 불균형을 이루는 원인에는 여러 가지가 있습니다.

우선 스트레스로, 스트레스를 받으면 아연과 비타민 B군이 결핍되면서 체내 영양소 흡수가 더뎌져 미네랄 결핍이 발생합니다. 과도한 편식, 단식, 과음 등을 해도 미네랄 결핍이 생깁니다. 환경오염으로 인한 독성물질도 미네랄 대사에 장애를 일으켜 결핍이 발생합니다. 약물을 과다 복용해도 약물이 미네랄 섭취를 방해하거나 독성 미네랄 축적을 일으킵니다.

미네랄 중에서 비교적 양이 많은 것은 칼슘, 마그네슘, 칼륨, 나트륨, 인, 황, 염소 등이며 미량 성분으로는 아연·셀레늄·크롬·요오드·철·구리·망간·몰리브덴·코발트·붕소·비소·규소·주석·바나듐·니켈 등이 있습니다.

대표적인 미네랄의 특징을 살펴보면 다음과 같습니다.

🌱 마그네슘

마그네슘은 지구상에 생명을 부여한 미네랄입니다. 그 이유는 식물의 광합성은 엽록소를 통해 이루어지는데, 이 엽록소를 구성하는 핵심 미네랄이 마그네슘이기 때문입니다. 칼슘과 함께 뼈와 치아의 주요 구성성분입니다. 섭취된 마그네슘의 60퍼센트가 뼈와 치아로 가고 30퍼센트는 근육으로, 10퍼센트는 나머지 부분으로 갑니다. 혈중 마그네슘이 부족하면 뼈와 치아에서 칼슘과 함께 마그네슘을 끌어다 쓰는 바람에 골다공증이 심해집니다. 칼슘과 마그네슘은 '신진대사의 숨은 실력자'라는 별명을 가지며 오늘날 현대인들에게 가장 부족하기 쉬운 두가지 미네랄입니다. 마그네슘과 칼슘은 바늘과 실처럼 항상 같이 움직입니다. 칼슘과 마그네슘은 나트륨과 칼륨 사이처럼 항상 반대되는 작용 |길항작용| 을 하는 미네랄 커플입니다. 칼슘은 신경세포의 흥분을 일으키지만, 마그네슘은 억제

를 일으키고 칼슘은 변비를 유발하지만, 마그네슘은 설사를 일으킵니다. 주로 칼슘의 부작용으로 알려진 동맥경화나 신장 결석도 마그네슘 부족과 관련이 더 깊습니다. 칼슘과 마그네슘은 2:1의 비율로 존재하는게 가장 안전하다고 알려져 있습니다. 칼슘과 인의 과다 섭취로 인한 상대적 결핍이 생길 수 있지만 과다 섭취해도 문제가 발생하지 않습니다. 지금까지 밝혀진 마그네슘의 기능을 보면 인슐린 작용 및 분비를 원활히 해주고 혈관 확장 작용으로 혈압을 낮춰주며, 부정맥과 울혈성심부전을 개선해줍니다. 그리고 편두통을 완화합니다.

급성질환을 앓는 사람들은 대부분 마그네슘이 부족합니다. 마그네슘이 부족하면 우울증, 근육경련, 마비 증상, 부정맥, 협심증, 발작 증세 등이 나타나기 쉽습니다. 가장 일반적으로 나타나는 증상은 눈꺼풀이 파르르 떨리는 것입니다. 또한 혈전이 생겨 동맥경화를 유발하며 인슐린에 문제가 발생해 당뇨병이 생기기도 합니다.

마그네슘은 콩, 두부, 아몬드, 참깨, 김, 미역, 다시마, 멸치, 바지락, 코코아 등에 많이 함유되어 있습니다.

🌿 칼륨

칼륨이 부족하면 고혈압이 생깁니다. 세포 안의 나트륨과 세포 밖의 칼륨은 세포막을 통해 서로 교환을 합니다. 이때 만약 칼륨이 부족해 세포 안의 나트륨을 밀어내는 작용이 약해지면 칼륨 대신 칼슘이 세포 안으로 들어오는데, 이 칼슘이 혈관을 수축시켜 혈액의 흐름을 방해하고 혈압을 높입니다. 또한 짠 음식을 많이 먹을 경우 세포 안의 나트륨이 나가고 칼륨이 들어오는 작동이 일어나지 않아 칼륨 부족 증상이 나타납니다. 이 경우 식욕부진, 구토, 고혈압, 부정맥, 권태감 등이 나타날 수 있습니다. 반면 칼륨을 과잉 섭취하면 나트륨과의 균형이 깨지면서 고칼륨혈증으로 인한 지각장애, 마비, 부정맥 등이 생길뿐 아니라 심장이 멈출 수 있습니다.

🌿 인

생명의 블랙박스를 DNA라고 하는데 이 DNA에는 인산이 결합되어 있습니다. RNA는 DNA의 단백질 합성 명령을 여러 개로 복사해 단백질을 만드는 리보솜에 전달합니다. 이러한 DNA와 RNA의 형성 및 균형 유지에 반드시 필요한 미네랄 성분이 인입니다. 그래서 인이 부족하면 단백질 합성에 문제가 생깁니다. 인은 우리 몸의 에너지 생성에 중요한 미네랄로 부족보다 과잉 섭취에 더 주의해야 합니다. 인을 과잉 섭취하면 부갑상선호르몬이 작용해 인을 배출하면서 칼슘과의 농도 균형을 맞추기 위해 뼈 속 칼슘을 꺼내 쓰기 때문입니다.

칼슘

비타민D와 더불어 우리나라 사람에게 가장 부족한 영양소입니다. 전체의 99퍼센트가 뼈에 있으며 그중 20퍼센트가 1년 동안 대사됩니다. 인과 함께 작용해 뼈와 치아 형성에 필수적인 역할을 하며 마그네슘까지 첨가되면 체내의 화학적, 전기적 조절에 관여합니다. 신경전달 과정에서 정보가 시냅스 끝에 도달하면 칼슘이온이 세포 내로 유입되고, 이어 아세틸콜린이 분비되며 그다음에 신경세포로 정보가 전달됩니다. 칼슘이 대장건강에 관여하여 대장폴립 발생을 줄이고 대장암 예방효과가 있으며, 장에서 지방의 흡수를 방해하고, 심장박동을 규칙적으로 유지하고 콜레스테롤 수치를 낮춰 심혈관질환을 예방하며 혈압 강하와 혈액응고에도 필수적인 영양소입니다. 그래서 칼슘이 부족하면 신경전달 과정이 둔해지고 근육 수축에도 문제가 생깁니다.

한편 칼슘은 기억력과 집중력을 높여주고 뇌의 안정을 도모해 마음을 편안하게 해줍니다. 또한 칼슘은 세포를 망가뜨리는 유해물질과 단단히 결합해 방출시킴으로써 세포 손상을 막아 암 발병률을 낮춥니다. 여성의 경우 폐경기 전후에 에스트로겐이 감소하는데 이 에스트로겐은 골밀도 감소를 막아줍니다. 그러므로 폐경기 이후 5년까지는 적극적으로 칼슘 섭취에 주의를 기울여야 골다공증을 예방할 수 있습니다. 한 번에 다량 복용하기보다 하루 중 또는 취침 전 소량을 여러 번에 걸쳐 복용하는 것이 가장 효율적입니다. 특히 저녁에 복용하는 칼슘제는 숙면을 돕는 기능을 합니다.

칼슘을 섭취시 콩팥에 돌이 생긴다는 잘못된 설이 있습니다. 신장의 돌의 주성분은 옥살산 칼슘으로 옥살산은 칼슘섭취가 적을시 많이 생기는 것으로 밝혀졌습니다. 가장 흔한 칼슘제의 부작용은 위장장애로 변비, 가스, 복부팽만등이 있습니다. 이러한 칼슘제제는 탄산칼슘제와 구연산칼슘제제가 있는데, 탄산칼슘제는 흡수시 위산도에 영향을 받지만, 구연산칼슘은 공복이든 식후든 음식과 상관없이 잘 흡수되기에 구연산칼슘제제를 권해드립니다. 칼슘이 풍부한 음식으로는 멸치, 된장, 우유, 파래김, 다시마, 파슬리, 쑥갓, 요구르트, 치즈 등이 있습니다.

크롬

인슐린의 작용을 활발하게 해주고 혈당 조절에 관여합니다. 특히 아미노산의 대사산물인 피콜리네이트와 킬레이트가 결합한 '크롬피콜리네이트' 형태일 때 흡수율이 높습니다. 또한 지질대사에 관여해 중성지방을 낮추는 한편 좋은 콜레스테롤은 증가시키고 나쁜 콜레스테롤은 감소시키는 데 관여합니다. 근육 강화와 지방 대사를 촉진하지만 과다 섭취하면 복통, 구토, 설사, 간장애, 중추신경 장애 등이 생길 수 있으므로 주의해야 합니다. 크롬은 따로 먹을 필요가 없이 종합비타민제에 들어있는 정도만 섭취해도 충분합니다. 정제한 흰 밀가루나 가공 조리한 음식의 과다 섭취는 크롬 결핍증을 유발합니다.

정제되지 않은곡물|현미|, 맥주효모, 버섯, 크롬은 아몬드, 땅콩, 완두콩, 미역, 파래김, 바지락, 돼지고기, 달걀노른자에 많이 함유돼 있습니다.

❧ 철

혈액 내 미네랄 중에 가장 많은 양이 들어 있습니다. 철은 온몸에 산소를 운반하는 혈액 속 헤모글로빈의 구성성분으로 일단 만들어지면 약 4개월간 산소를 운반하다가 수명이 다하면 분해됩니다. 이처럼 철분은 산소 운반 기능과 활성산소 제거로 면역력을 키워 노화와 질병을 예방하는 기능을 합니다. 많은 효소의 필수적인 성분으로 특히 아동 성장에 매우 중요한 영향을 미치는 미네랄입니다. 또한 체온을 높이고 유지하는 데 필수적인 영양소입니다.

가장 쉽게 부족해지는 미네랄인 철분은 성장기 아이,

여성, 임산부에게 결핍되기 십상입니다. 이는 섭취한 철의 약 10퍼센트만 흡수가 가능하고 나머지는 그대로 배출되기 때문입니다. 비타민 C는 철분의 체내 흡수력을 30퍼센트 정도 향상시킵니다. 철의 흡수를 위해서는 위내 염산도 충분해야 하며 구리, 망간, 몰리브덴, 비타민 A, 비타민 B복합체 등이 필요합니다. 반면 아연과 비타민 E는 철분 흡수를 방해합니다.

박테리아 감염 시에는 철분제를 복용해서는 안 됩니다. 박테리아의 성장에 필요한 철분을 제공하는 결과를 초래하기 때문입니다. 철분 부족 시 스트레스와 짜증을 잘 내며 아이들의 경우 과잉행동장애나 주의력결핍 증상을 보입니다. 철이 풍부한 음식으로는 닭과 돼지의 간, 소고기, 멸치, 건새우, 참깨, 무청, 김, 달걀노른자 등입니다.

🌱 아연

모든 미네랄 중에서 가장 많은 효소를 돕는 미네랄입니다. 특히 정자와 남성호르몬 생성에 도움을 주는 까닭에 '섹스 미네랄'로 불리며 성장호르몬, 인슐린, 성호르몬의 정상적인 작용에도 없어서는 안 되는 물질입니다. 또한 기억력, 판단력, 학습력을 높이기 때문에 '학습 미네랄'이라 부르기도 합니다. 아연은 성인의 몸속에 1.4~2.5그램이 있는데, 약 60퍼센트가 근육에 저장되고 약 25퍼센트는 뼈에 저장됩니다.

아연은 단백질을 합성하고 세포 분열을 촉진하며 부족 시 발육 부전이 생깁니다. 상처 치유와 다량의 단백질 합성 효소에도 아연이 필요하며 상처 조직 복구, 면역 기능 활성화, 활성산소 제거, 노화와 질병 예방, 인슐린 합성 및 저장 기능에 영향을 미쳐 혈당을 조절하는 역할도 합니다. 결핍되면 발육 부전, 정신장애, 피로, 식욕부진, 상처 치유 지연, 시력장애 등이 나타납니다. 극소량의 아연만 몸에 저장되기 때문에 올바른 식생활을 하지 않으면 즉시 부족해지기 쉬운 미네랄입니다. 풍부한 음식으로는 소고기, 돼지고기, 굴, 전복, 멸치, 청국장, 국산콩, 참깨, 아몬드, 달걀노른자 등입니다.

🌱 셀레늄

비타민 E와 비슷한 작용을 합니다. 우선 셀레늄은 글루타티온과산화효소의 구성성분 | 한 분자당 네 개의 셀레늄 | 으로 이 효소가 활성산소를 분해하는 글루타티온의 활동성을 높여 노화로 인해 발생하는 동맥경화, 심장질환, 백내장 등을 방지하는 효과를 냅니다. 또한 셀레늄은 우리 몸의 독소를 배출하거나 독성을 줄여주는 해독 작용을 합니다. 셀레늄의 양이 부족해지면 항산화 작용이 약해져 노화가 빨리 진행되고 면역 기능 약화로 질병이 생길 수 있습니다. 반대로 과잉 섭취할 경우 피로감, 탈모, 구토, 말초신경장애 등이 생깁니다.

셀레늄이 풍부한 음식으로는 김, 미역, 다시마, 아몬드, 꽁치, 굴, 모시조개, 소의 간, 달걀노른자, 백미, 현미 등입니다.

🌱 망간

조혈 기능에 관여하고 지방을 산화해 퓨린계 핵산을 대사하는 데 필요한 효소 생성에 필수적인 영양소입니다.

골격 형성, 생식 기능, 중추신경계 기능 유지에도 주요 요소입니다. 또한 많은 동물이나 식물의 효소에 필수적인 원소입니다. 특히 질소 함유 노폐물을 배설 가능한 화합물로 변환시키는 간 효소 아르기나제에 쓰이며 식물의 인 전달 효소에도 필요합니다.

해초류, 블루베리, 계란노른자, 파인애플, 시금치, 푸른 잎채소 등에 많이 함유돼 있습니다.

요오드

요오드는 갑상선호르몬의 성분으로 신진대사를 조절하고 성장기 발육을 촉진하는 미네랄입니다. 건강한 성인에게는 15~20mg의 요오드가 있으며 이 중 70~80퍼센트가 갑상선에 존재합니다.

몰리브덴

질소대사에 필수적인 영양소로 퓨린이 요산으로 바뀌는 마지막 단계에 관여합니다. 식품 보전을 위해 식품 혹은 의약품에 첨가되는 물질이기도 합니다. 특히 설파이트

| sulfite | 제거에 중요한 역할을 하는데 설파이트는 이에 과민한 사람에게 두드러기, 설사, 기관지천식 등을 유발하는 원인물질입니다.

🌿 붕소

체내 칼슘을 흡수하는 데 필수적인 영양소입니다. 비타민 D를 활성화해 뼈의 성장과 안정에 기여하므로 골다공증이나 관절염 환자에게 붕소 공급은 필수적입니다. 붕소는 채소, 과일, 곡류 등에 풍부하지만 하루 3mg 이상 섭취하지 않는 것이 좋습니다.

🌿 구리

뼈, 헤모글로빈, 적혈구를 형성하는 역할을 합니다. 비타민 C, 아연과 함께 작용해 인체 내 탄성 결합조직의 일종인 엘라스틴을 합성하며 신경계를 건강하게 만듭니다. 또한 미각을 유지하고 피부와 머리카락의 착색에 관여하며 상처를 치유하는 영양소입니다. 신경계를 건강하게 만들고 철의 대사를 돕는 한편 아연, 망간과 함께 활성산소를 분해하는 항산화 작용을 해 카드뮴이나 납의 독성을 중화시킵니다. 특히 구리는 콜라겐과 뼈 세포간질의 결합조직 구성분을 생성하는 데 필수적인 영양소이므로 부족 시 골다공증이 생기기 쉽습니다.

아몬드, 보리, 콩류, 브로콜리, 마늘, 버섯, 오렌지, 건포도, 연어, 해산물, 채소 등에 많이 함유되어 있습니다.

6. 물

신진대사와 해독을 위해 따뜻한 물을 하루 2.5리터 이상 마시기

신진대사와 해독을 위해 따뜻한 물을 하루 2.5리터 이상 마시는 습관을 들이는 것이 좋습니다. 우리 몸은 물로 가득한 미세한 세포물주머니가 조밀하게 연결된 상태로, 엄마의 양수부터 시작해 방금 태어난 신생아는 90퍼센트, 성인이 되면 몸의 70퍼센트 이상을 차지하고 70세가 넘은 노인들은 50퍼센트가 물로 구성되어 있습니다. 물은 산소 다음으로 인간의 생존에 중요한 요소입니다.

몸 전체에서 수분이 차지하는 비율을 보면 근육 43퍼센트, 피부 20퍼센트, 혈액 6.5퍼센트, 뇌·장·간장·골격이 각각 2~2.5퍼센트입니다. 우리가 마신 물은 신진대사·배설·호흡·체온 유지 등을 통해 빠져나가는데 호흡으로 600㎖, 땀으로 500㎖, 대변 및 소변으로 1,100㎖이므로 최소한 하루에 2.5리터 | 8잔 정도 | 는 마셔야 합니다. 일반적으로 체중 kg당 30cc-40cc정도를 마시면 되는데, 60kg일 경우에 최소1800cc 이상이 필요한 것입니다. 물론 한꺼번에 많이 마시면 여러 장기에 부담을 주므로 음식을 씹듯 천천히 자주 마시는 것이 좋습니다.

현대인은 따뜻한 물보다 차가운 물을 많이 마시는데 차가운 물을 마시면 순간적으로 시원하다는 느낌은 받지만 몸이 차가워져 마신 물을 제대로 흡수하지 못하고 체온이 떨어지므로 가급적 따뜻한 물을 마시는 것이 바람직합니다. 운동을 하다가 너무 더울 때, 사우나를 할 때, 아주 더운 여름철에만 찬물을 조금 마시고 평소에는 따뜻한 물을 마시는 게 건강관리의 원칙입니다.

기상 직후 한 컵, 식사 30분 전후에 한 컵, 취침 30분 전에 한 컵 정도 마시고 나머지는 조금씩 나눠 음료수를 즐기듯 마시면 됩니다. 물 대신 차, 커피, 청량음료 등을 마시면 안 되며 빨리 삼키지 말고 입에 머금고 느끼면서 천천히 마셔야 살아 있는 생명체를 맛볼 수 있습니다.

사람이 음식을 먹지 않고 견딜 수 있는 기간은 2~3주지만, 물을 섭취하지 않고는 100시간도 견딜 수 없으며 탈수가 5퍼센트만 진행되어도 대부분 혼수상태에 빠지고 맙니다. 평소에 물을 적게 마시면 섭취한 음식이 제대로 가수분해되지 않아 잘게 부서지지 않고 그 음식들이 몸속 곳곳에 쌓이는데, 특히 혈관이나 신장에 쌓이면 혈압이 오릅니다. 또한 수분이 부족하면 간에서 해독 작용을 할 때 지용성 노폐물이 늘어나 고지혈증이 생깁니다. 고지혈증으로 인슐린이 제대로 작동하지 못해 인슐린저항성이 오면 당뇨병이 발생합니다.

물 마시기는 기본적으로 습관의 문제이므로 물을 적게 마시는 사람은 의식적으로라도 물을 조금씩 자주 마시는 습관을 길러야 합니다.

좋은 물은 **첫째,** 염소 소독처럼 화학 처리를 하지 않아야 합니다.

둘째, 부유물과 세균 등이 없이 깨끗해야 합니다.

셋째, 물맛을 결정짓는 마그네슘과 철분 등의 미네랄이 풍부해야 합니다.

넷째, 약알칼리여야 합니다. 약알칼리수는 생체 활력을 키워주고 산성화를 막아줌으로써 인체 노화를 방지합니다.

알칼리란 태양에너지가 생성한 미네랄이 파괴되지 않고 고스란히 담겨 있는 상태를 말합니다. 알칼리수 중에서도 미네랄이 가장 풍부한 물이 바로 해양심층수입니다. 해양심층수는 일종의 바닷물로 98퍼센트의 수분, 2퍼센트의 염분 그리고 미네랄로 구성되어 있습니다. 해양심층수는 바다 밑 200미터 이하에 흐르는 물로 표층수보다 온도가 20도 이상 낮으며 외부환경에 노출되지 않고 미네랄이 이온화된 상태로 녹아 있어 인체 흡수가 용이합니다.

우리가 자주 접하는 수돗물은 염소 처리를 하기 때문에 반드시 정화해서 마시고 씻고 사용하는 것이 좋습니다.

염소는 음식의 비타민을 파괴합니다. 그래서 음식을 씻을 때나 설거지를 할 때, 양치나 세안 시에 정수기물을 사용하는 것이 중요합니다. 수영을 하거나 목욕할 때도 염소를 고려해 마지막에 정수한 물로 몸을 씻는 것이 바람직합니다. 건강한 물 사용이 건강한 몸의 시작입니다. 현재 시중에서 구할 수 있는 정수기는 두가지 종류로, **첫째는** 중공사막필터를 사용해서 먼지, 흙등과 같은 미세물질을 걸러내고 활성탄을 사용해서 염소와 같은 소독제를 흡착하여 제거하는 기능을 가진 정수기인데 문제는 중금속을 제거할 수 없다는 것입니다.

두번째는 중금속을 제거하는 기능이 추가된 것인데, 기본정수기 기능에다가 중금속을 제거하기 위해 역삼투압 혹은 이온교환수지기능을 이용하는 것인데, 문제는 중금속뿐아니라 모든 미네랄이 함께 제거된다는 데 있습니다. 그래서 순수한 증류수 등급의 물이 되는 것입니다. 그래서 현실적으로는 정수기를 이용해서 증류수 등급의 물을 보리, 옥수수, 결명차등을 넣어서 끓이면 미네랄성분이 용출되어서 중금속은 없고 미네랄이 풍부한 좋은물을 마실수가 있는 것입니다. 물에는 마그네슘과 칼슘이 많이 함유된 경수│센물│와 상대적으로 적게 함유된 연수로 나뉘는데, 경수는 비누에 잘 풀리지 않아서 세탁이 잘되지를 않고 연수는 세탁이 잘되는 특징이 있습니다. 자연이 준 약알칼리수는 칼슘과 마그네슘이 풍부한 센물│경수│인 것입니다.

7. 식이섬유

식이섬유 섭취가 건강관리의 중심인 충분한 당영양소 섭취의 기본이란 것 이해하기

사회가 발달할수록 우리는 점점 자연으로부터 멀어지고 있습니다. 식물의 줄기와 잎, 열매 혹은 씨앗에 담긴 자연 에너지는 흙 속의 수많은 미생물 덕분에 하나씩 형성됩니다. 그런데 현대인이 음식 에너지와 영양의 가치를 잊고 오로지 맛에 빠져 먹고 마시는 일이 늘어나면서 몸이 필요로 하는 자연 에너지를 충분히 섭취하지 못하고 있습니다.

다른 한편으로 식품 산업이 고도로 발달하면서 영양보다 말초신경을 자극하는 달고 고소한 감각이 우리를 지배하고 있습니다. 가령 조리가 간단하고 보기 좋은 음식을 선호하는 경향이 강해져 영양 결핍이 일어나고 있습니다. 그뿐 아니라 올바르지 않은 식습관이 낳은 여러 질병이 만성화하고 갈수록 비만 인구가 늘어나 '글로비시티'라는 만국병이 만연하고 있습니다.

어린 시절 시골의 아궁이에 구워 먹던 고구마 맛을 기억하는지요? 뜨거워서 호호 불어가며 껍질을 까먹던 그 고구마는 자연이 준 단맛을 그대로 간직하고 있었습니다. 오늘날 그것은 식품 산업이 정제해서 만든 고구마 케이크나 고구마 칩, 고구마 스틱 등 가공한 단맛으로 변해버렸습니다.

가공식품은 쉽고 편하게 살고 싶어 하는 현대인의 욕구에 맞춰 영양적 가치보다 혀가 요구하는 음식과 식품 쪽으로 흘러가고 있습니다. 정제한 가공식품 위주의 환경 속에서도 건강관리 원칙을 최대한 지키는 생활습관과 식습관만이 건강 백세 시대를 젊고 날씬하게 살아가는 비결이 아닐까 싶습니다. 우리는 음식으로 식이섬유를 충분히 섭취하는 한편 식전에 식이섬유보충제로 영양의 균형을 잡는 지혜가 필요한 시기를 살아가고 있습니다.

1) 식이섬유의 정의

식이섬유란 '식품 중 인간의 소화효소로 가수분해되지 않아 소화할 수 없는 성분'을 말합니다. 이러한 식이섬유는 섭취해도 인체 내에서 탄수화물, 단백질, 지방과 달리 에너지원이 되지 않으며 | 칼로리 0 | 소화효소로 분해되지도 않습니다. 학문적으로 말하면 사람의 소화효소로는 소화되지 않는 난소화성 다당류를 말합니다. 즉, 소화되는 성분을 소화효소로 분해하고 남은 나머지 성분을 의미합니다.

이전까지만 해도 일종의 '찌꺼기'에 불과하던 식이섬유는 1971년 영국의 외과의사 데니스 버킷 | Denis Burkitt | 이 영양소로서의 기능을 밝혀내면서 지속적으로 연구가 이뤄졌습니다. 덕분에 식이섬유가 소화기질환 | 대장암, 변비, 게실,

충수염, 궤양ㅣ과 대사성질환ㅣ비만, 고혈압, 당뇨, 고지혈증, 담석, 동맥경화ㅣ에 효과가 있다는 것이 알려지면서 5대 영양소인 탄수화물, 지방, 단백질, 비타민, 미네랄에 이어 제6의 영양소로 자리 잡게 되었습니다.

2) 식이섬유의 분류

식이섬유는 물에 녹는 수용성과 물에 녹지 않는 불용성으로 나뉘며 대개는 혼합해서 들어 있습니다. 수분을 흡수하는 능력이 뛰어난 수용성 식이섬유는 스펀지처럼 물을 흡수해 점성화ㅣ겔화ㅣ하며 주로 상부 소화관ㅣ위, 소장ㅣ에서 작용합니다.

예를 들면 위를 팽창시켜 포만감을 주고 위에서부터 장까지 음식물이 통과하는 시간이 길어지도록 만들어 영양분이 서서히 흡수되게 속도를 조절합니다. 또한 흡착과 배출력이 뛰어나 소장에서 담즙산, 콜레스테롤, 중금속, 유해물질 등을 흡착해 배설하는 역할을 함으로써 우리 몸의 대사순환에 관여합니다. 수용성 식이섬유가 대사성질환과 관련이 있는 이유가 여기에 있습니다. 그뿐 아니라 장운동을 높여 변비 개선에도 도움을 줍니다.

불용성 식이섬유는 수분 흡수력이 낮아 적은 수분을 보유하지만 위와 소장을 지나 하부 소화관인 대장에서 부피가 커집니다. 따라서 장 내용물의 통과 시간을 줄이고 대변을 부드럽게 하며 대변량을 증가시킴으로써 장의 '청소부 역할'을 합니다.

식이섬유의 분류

불용성 식이섬유

식물성 - 셀룰로스, 헤미셀룰로스, 리그닌, 한천

동물성 - 키틴, 키토산

수용성 식이섬유

고분자성 - 펙틴, 구아검, 글루코만난, 알긴산

저분자성 - 난소화성 덱스트린, 폴리덱스트로스

3) 각 소화관에서의 식이섬유의 작용

식이섬유를 섭취할 경우 질긴 부분을 입으로 씹을 때

소화에 필요한 타액 분비가 촉진됩니다. 이에 따라 음식물 소화가 잘 이뤄지고 씹는 기능을 통해 턱 관절 기능도 향상됩니다. 기능 의학에서 몸의 균형을 잡아주는 관절 중 하나인 턱 관절이 식이섬유 섭취로 몸의 균형을 잡아주는 역할도 하는 셈입니다.

위로 넘어온 식이섬유는 겔화하면서 위의 내용물을 희석하고 십이지장으로의 이행을 느려지게 함으로써 위에 머무는 시간을 연장해 포만감을 느끼게 합니다. 또 식이섬유가 소장으로 넘어오면 영양소 등의 흡수 억제가 일어나고 당의 흡수도 느려지면서 인슐린 상승이 서서히 진행됩니다. 무엇보다 콜레스테롤 흡수력이 떨어지고 담즙산의 재흡수 저하도 일어납니다.

대장으로 넘어온 식이섬유는 장내세균의 먹이로 작용해 발효에 관여하며 수분을 포착해 대변량이 증가합니다. 이를 통해 장내 통과 시간을 단축하고 배변 횟수를 높여 장 청소부 역할을 수행합니다. 양이온 결합과 유산균이 만든 단쇄지방산 | SCFA, short chain fatty acid | 으로 대장 점막의 재생도 이뤄집니다.

각 소화관에서의 식이섬유의 작용

- 입 - 타액 분비 증가, 씹는 능력 강화
- 위 - 위 내용물 희석, 위 내용물의 십이지장 이행 지연, 위내 체류 시간 연장(포만감)
- 소장 - 장 내용물 희석, 영양소 소화 및 흡수 저하, 레스테롤 흡수 저하, 담즙산 재흡수 저하
- 대장 - 장 내용물 희석, 장내균총 변화, 수분 포착(대변량 증가, 대변 연화, 배변 횟수 증가), 장내 통과 시간 단축, 양이온 결합 - 단쇄지방산 생산

4) 식이섬유의 기능

식이섬유의 기능을 물리·화학적, 생물적, 생리적으로 살펴보면 다음과 같습니다.

(1) 물리 · 화학적 기능

❦ 수분 흡수와 부피 효과(보수성)

물과 합쳐지는 성질로 수용성 식이섬유가 불용성보다

높은 보수력을 보입니다. 수분 흡수가 이뤄지면 배변이 편안해지고 장관 내압이 정상화되어 게실증이나 충수염 예방에 효과적입니다. 또한 대변량이 증가해 발암물질을 포함한 유해물질이 희석돼 대장암 형성이 억제됩니다.

점도

진득하게 겔화하는 정도를 말하며 점도는 분자와 관련이 있습니다. 고분자 수용성 식이섬유인 펙틴, 검류, 알긴산에서 높게 나타납니다. 이 점도가 위에서 십이지장으로의 이동을 지연하고 위벽 보호 효과를 내 위궤양을 예방합니다. 소장에서는 당의 흡수 속도를 지연해 혈당 상승이 서서히 일어나게 하므로 인슐린 상승도 느려집니다. 결국 대사증후군의 예방 및 치료에 중요한 역할을 합니다.

이온 교환 작용

식이섬유가 철분, 칼슘, 아연 같은 미네랄 흡수에 영향을 미쳐 흡수가 억제되는 문제점이 있습니다. 반면 해조

류에 많은 알긴산은 오히려 미네랄 공급원의 역할을 합니다. 이온 교환 작용으로 세포 내로의 칼륨 흡수와 세포 외로의 나트륨 배출을 촉진해 혈압을 낮춰주는 것도 식이섬유의 기능입니다.

결합 작용

음식을 통해 섭취하는 발암물질이나 조리 시에 발생하는 발암물질과 결합해 변으로 배출하는 작용을 말합니다. 또한 식이섬유는 간에서 형성되어 소장으로 배출되는 담즙산과 결합해 지질대사에 영향을 줍니다. 최근 부상하고 있는 카카오 섬유의 리그닌이 장의 산성 상태에서 뛰어난 결합 능력을 보이는 것으로 알려져 있습니다.

(2) 생물적 기능

식이섬유가 먼저 장내세균 중 유익균에 작용하고 그 유익균에서 생성되는 생산물이 사람에게 영향을 미치는 것을 식이섬유의 생물적 기능이라고 합니다.

🌱 장내세균의 변화

유해균과 유익균은 균 자체보다 그 균이 생산하는 물질이 인체에 유해한가, 이로운가로 구별합니다. 대장에 도달한 식이섬유는 흡수되지 않는 탄수화물 | 난소화성 다당류 | 이 대다수로 장내 유익균이 이것을 영양소로 삼아 번식합니다. 이때 장내세균이 균형을 이루면 장운동이 촉진되어 배변이 원활해지면서 변비가 개선됩니다. 더불어 유해균 억제로 유해균 생산물질, 특히 발암물질이 감소해 암 등을 예방할 수 있습니다.

🌱 영양 기능

우선 장내 유익균이 식이섬유를 통해 비타민을 합성할 경우 대장이 이것을 흡수합니다. 또한 장내 유익균을 통해 식이섬유의 발효가 일어나면 단쇄지방산이 생성됩니다.

식이섬유의 발효로 생성되는 단쇄지방산에는 세 가지가 있습니다. **첫째,** 초산-아세트산 | acetic acid | 으로 일부는 에너지원 | 4킬로칼로리/그램 | 으로, 또 일부는 당과 지방의 합

성원으로 쓰입니다. **둘째,** 낙산-부티르산 | butyric acid | 으로 대장에서 에너지원으로 쓰이며 위와 소장의 상피세포 성장 및 대장점막 혈류 증가에 도움을 줍니다. 대장에서 최고의 에너지원은 낙산과 임파구 에너지원으로 면역력을 높이는 글루타민입니다. **셋째,** 프로피온산 | propionic acid | 은 간에서 콜레스테롤 합성을 억제해 혈장 콜레스테롤 저하에 관여합니다.

가스 생산

가스는 수용성 식이섬유인 펙틴과 불용성인 자일란에서 많이 생성됩니다. 그 가스는 주로 메탄과 수소인데 메탄은 개인차가 있고 수소는 일부 메탄 생성에 쓰이지만 대부분 방귀보다 숨을 내쉴 때 배출됩니다.

PH 변화장내 산성화

유익균에서 만들어진 유산이나 단쇄지방산의 발효가 대장 내 환경을 산성 상태로 만들어 유해균을 억제하고 유익균을 증가시킵니다.

(3) 생리적 기능

🌿 저작 효과와 포만감

질긴 식이섬유를 잘게 부수기 위해 씹는 것이 턱 관절을 튼튼하게 해서 우리 몸 전체의 균형을 이루게 해주며, 타액 분비 촉진으로 포만감을 갖게 해 비만 예방 효과도 냅니다.

🌿 위내 체류 시간 연장

식후 혈당 상승이 서서히 일어나게 함으로써 인슐린 분비를 점진적으로 상승시켜 급격한 고혈당-저혈당의 악순환의 고리를 끊어줍니다.

🌿 소장 내 영양소 흡수 억제

식이섬유는 영양소 중 탄수화물, 지방, 단백질, 지용성 비타민, 미네랄의 흡수를 억제합니다. 탄수화물과 지방의 흡수 억제는 대사성질환 예방 효과가 있지만 단백질, 지용성비타민, 미네랄|칼슘|의 흡수 문제는 좀 더 고려해볼 필요가 있습니다. 식전 식이섬유보충제 섭취 후 어느 정

도 시간 간격을 두고 단백질, 지용성비타민, 칼슘 등을 먹어야 영양의 균형을 맞출 수 있기 때문입니다.

담즙산 분비 촉진

식이섬유가 장관 내에서 담즙산과 결합하면 변으로 배설되는 양이 늘어나 담즙산의 재흡수를 통한 장-간의 순환 고리가 끊어집니다. 이 경우 간에서 새롭게 생성되는 담즙산의 양이 증가하고 이때 그 원료인 콜레스테롤을 소모함으로써 혈중 콜레스테롤이 떨어지는 효과를 볼 수 있습니다.

소장 점막세포의 재생 촉진

수용성 식이섬유는 2~3일 만에 교체되는 소장의 융모세포 재생에서 중요한 역할을 합니다.

소화관 내 통과 시간 단축

모든 식이섬유가 그런 것은 아니지만 대체로 소화관 내 통과 시간을 줄여 변비 개선 효과가 뛰어납니다.

(4) 식이섬유 부족과 질병의 관계

불용성 식이섬유 섭취가 부족할 경우 변이 장관 내에 머무는 시간이 늘어나면서 변비가 발생합니다. 또한 배변 시 힘을 주어 장관 내 압력이 높아지면 장관 점막이 찢어져 게실증 | 대장에 생긴 작은 자루 | 과 충수염이 생깁니다. 그뿐 아니라 변을 보기 위해 힘을 줄 경우 복압 상승으로 위로는 횡격막 탈장이 생기고 아래로는 항문 근처의 점막 내 정맥류의 일종인 치질이 발생합니다.

간에서 생성되어 소장으로 분비된 담즙산은 지방 흡수에 관여하는데, 이때 소장의 끝부분에서 재흡수가 일어나 간으로 되돌아오는 담즙산의 장-간 순환이 일어납니다. 만약 장내 유해균이 우세하면 장내에서 1차 담즙산 | cholic acid, chenodeoxycholic acid | 이 2차 담즙산 | deoxycholic acid | 이나 변형된 메틸코란트렌 | methylcholanthrene | , 사이클로펜타페난트렌 | cyclopentaphenanthrene | 등의 발암물질을 만들어 대장 내에 폴립이나 대장암이 발생하게 됩니다.

수용성 식이섬유 섭취가 부족할 경우 영양소의 많은 흡수 | 특히 당대사 이상 | 로 비만이 생기고 소장에서 당 흡수 과

다로 탄수화물중독증이 발생합니다. 이때 인슐린저항성에 따른 당뇨병이 생기며, 담즙산의 재흡수 증가와 간에서 담즙산을 생성하기 위한 콜레스테롤 이용이 줄어들면서 혈중 콜레스테롤이 증가합니다. 이로 인해 여러 가지 허혈성 심장질환이나 동맥경화증이 발생합니다.

한편 식이섬유는 이온 교환 작용으로 나트륨의 배설을 촉진하고 칼륨과 칼슘 흡수로 혈압 상승을 막는 효과가 있습니다.

(5) 식이섬유의 활용
🌱 변비

변비란 변을 보기 힘든 상태를 말합니다. 배변 습관이 규칙적이지 않고 장운동이 약한 상태에서 유익균과 유해균의 균형이 깨져 유해균 우위 상태에 놓이면 독소가 분비됩니다. 이러한 독소가 대장 점막의 모세혈관으로 흡수되면 여러 부위에서 자가중독 증상이 나타납니다. 그 원인을 살펴보면 다음과 같습니다.

첫째, 현대인이 정제 및 가공한 음식, 인스턴트식품을 선호해 식이섬유 섭취가 부족합니다.

둘째, 바쁜 일상 때문에 변의를 참는 습관이 있고 운동 부족으로 장운동이 활발하지 않습니다.

셋째, 여러 가지 스트레스로 인해 자율신경 균형이 깨지면서 장운동 불균형이 나타납니다.

넷째, 밀가루 음식, 유제품, 흰 설탕이 듬뿍 들어간 당질 음식, 소고기, 돼지고기 등의 붉은 살코기, 알코올, 중독성 커피 같은 산성 음식은 변비의 큰 원인입니다. 우리 몸에 산성 음식이 들어오면 독소로 작용하기 때문에 신체가 방어적으로 대항해 점액 분비가 늘어납니다. 이렇게 증가한 점액이 끈적끈적한 변이나 딱딱한 변을 만듭니다. 여기에다 충분한 수분을 섭취하지 않아 변이 더 딱딱해지면 변비가 심해집니다.

대변은 3분의 2가 수분이고 나머지 3분의 1은 음식물 찌꺼기, 소화되지 않은 셀룰로스, 새로이 교체되면서 떨어져 나온 장 점막세포, 장내세균 등으로 구성되므로 만약 배변량이 줄었다면 이는 장이 보내는 적신호라고 할 수 있습니다.

대변 상태를 보면 장의 상태를 짐작할 수 있고, 장의 상태는 몸 상태와 현재의 면역 상태를 보여주는 척도입니다. 이상적인 변은 바나나 모양의 황금색이지만 담즙산이 많을 때는 갈색을 띠고 담즙산 분비가 적으면 백색 변을 봅니다. 굳기는 치약 정도가 좋으며 질척하거나 걸쭉한 설사 변, 딱딱한 변은 좋지 않습니다. 좋은 변은 냄새가 적으며 구린내가 심한 변은 좋지 않습니다. 그리고 처음에는 물에 떴다가 서서히 가라앉는 변이 좋은 변입니다.

숙변이란 변이 장에 오래 머문 상태의 변을 말하지만 아직 의학적으로 인정받지 못하는 용어입니다. 이것은 기능적 의미로 해석하는 것이 좋으며 변을 봐도 시원치 않거나 일주일에 사흘 이상 변을 못 보는 상태가 장기간 반복되면 만성변비 상태라고 봐야 합니다.

대변이 잘 나오게 해주는 '장을 위한 3대 먹거리'에는 충분한 식이섬유, 윤활제, 충분한 수분이 있습니다.

🌿 비만

비만이 현대인의 고민거리가 되면서 온갖 다이어트 제

품이 등장하는 바람에 다이어트 시장이 폭발적으로 성장하고 있습니다. 그런데 아이러니하게도 비만 인구는 해마다 증가하는 실정입니다.

비만은 지방이 존재하는 부위에 따라 피부 바로 밑에 있는 피하지방형과 내장 주위에 쌓여 있는 내장지방형으로 나뉩니다. 피하지방형은 피부 바로 아래의 지방층에 지방이 많이 쌓이는 것으로 보통은 하체가 커져 서양배 모양으로 나타나면서 몸매를 망가뜨립니다. 이것은 20~30대 여성에게서 많이 볼 수 있으며 지방흡입술이 빠른 효과를 내는 유형입니다. 지방흡입술은 지방의 크기보다 숫자를 줄여주는 시술로 한 번의 시술로도 재발이 없는 체형을 갖게 해줍니다.

장 지방은 주로 소장, 대장 주위와 장간막 등에 축적되며 상체형 비만을 만들어 사과 모양의 몸매를 만듭니다. 남성형 비만이나 갱년기 이후 여성에게 많이 나타나며 여러 가지 대사성질환에 영향을 미칩니다.

과거에는 지방이 쌓이는 원인에 대해 이런저런 설이 많았습니다. 지금은 탄수화물 중독에 따른 고인슐린혈증으로 인해 지방세포에 지방이 가득 차 내장지방이 증가하는 것으로 알려져 있습니다. 그래서 혹자는 인슐린을 '비만 호르몬'이라고 부릅니다.

결론적으로 말해 식이섬유는 혈당 상승을 억제하고 혈당을 서서히 올림으로써 그에 비례해 분비되는 인슐린의 농도를 낮게 유지해줍니다. 지방 분해를 막고 지방 축적 작용을 일으키는 인슐린의 작용을 이해해 잘 활용하면 날씬하고 요요 없는 체중관리가 훨씬 더 수월해집니다.

결국 식이섬유를 충분히 섭취해 음식 중의 당이 서서히 흡수되게 함으로써, 뒤따라오는 인슐린도 서서히 분비되게 하는 것이 지방 축적을 예방하는 최선의 방법입니다. 무조건 굶는 다이어트는 100퍼센트 요요가 발생해 실패로 끝납니다. 비만은 몸에 독소가 쌓여서 오는 질병이므로 먼저 충분한 영양 공급을 통한 해독 프로그램을 시행하고 이후 식이섬유와 영양 섭취를 생활화해야 합니다. 그러면 먹고 싶은 음식을 먹으면서도 날씬한 몸매를 유지할 수 있습니다.

🌱 대사증후군

과거에는 성인병이라 하여 비만, 고혈압, 당뇨, 고지혈증을 각각의 질병으로 보았습니다. 하지만 최근에는 이들 질병을 탄수화물 중독에 따른 고인슐린혈증에서 비롯된 대사증후군으로 부릅니다. 현대인의 잘못된 식습관과 생활습관 문제로 발생한다고 해서 '생활습관병'으로 부르기도 합니다.

수용성 식이섬유 섭취가 부족하면 영양소의 많은 흡수로 비만이 발생합니다. 만약 소장에서 당 흡수 과다로 탄수화물중독증이 생기면 인슐린저항성에 따른 당뇨병이 생깁니다. 또한 담즙산 재흡수 증가와 간에서 담즙산을 생성하기 위한 콜레스테롤 이용이 감소하면서 혈중 콜레스테롤 증가로 여러 가지 허혈성 심장질환이나 동맥경화증 등이 발생합니다.

식이섬유 섭취 시 콜레스테롤 상승이 억제되고 식이섬유의 이온 교환 작용으로 나트륨 배설이 촉진되며 칼륨·칼슘의 흡수로 혈압 상승을 억제하는 효과가 있습니다.

탄수화물중독증은 여러 가지 스트레스로 인한 과식과

폭식으로 생깁니다. 여기에 인슐린의 과다 분비에 따른 인슐린 저항성이 생기면서 당뇨병, 지방 축적에 따른 비만 그리고 담즙산의 재흡수 증가에서 비롯된 고지혈증과 고혈압이 생기는 것입니다. 식이섬유를 섭취하는 것만으로도 이러한 악순환의 고리에서 벗어날 수 있으므로 지혜로운 건강관리 방법을 잘 활용해야 합니다.

장내세균 균형

우리 몸에서 '보이지 않는 장기'로 불리는 장내세균은 성인에게 100종류 이상 있는데, 이는 숫자로 100조 개가 넘으며 전체 무게가 1~2킬로그램에 달합니다.

장내세균은 우리 몸에 유익한 유익균과 그 유익균에 대항하는 유해균으로 나뉩니다. 이처럼 장내환경을 지배하는 두 균의 비율에 따라 우리 몸의 면역 상태나 건강 상태가 결정됩니다. 유익균과 유해균의 비율은 70~80 : 20~30으로 알려져 있으며 유익균은 병원균과 싸워 유독물질을 배설하고 면역세포인 NK세포나 T세포를 활성화합니다. 또한 완전히 소화되지 않은 음식물을 추가분해해 영양을 얻게 하고 비타민을 생산합니다. 그밖에 뇌 활성 물질의 전구체를 뇌로 보내며 초산, 유산 등의 장 연동운동 촉진을 통해 변비를 예방하는 효과를 냅니다.

유익균은 발효균이고 유해균은 부패균으로 건강관리의 열쇠는 장 속을 부패가 아닌 발효 상태로 유지하는 데 있습니다. 특히 노화는 장내에서 시작되므로 면역 증가와 항노화를 위해서는 유산균제를 반드시 복용해야 합니다. 결국 유산균의 먹이가 되는 식이섬유를 충분히 섭취하는 것이 좋습니다.

🌿 클린(디톡스)

요즘의 영양 트렌드는 '해독'에 있습니다. 즉, 무엇을 어떻게 먹는가도 중요하지만 현대인이 많이 접하거나 섭취하는 독소를 제거하고 클린하는 디톡스야말로 건강의 기본입니다.

클린 프로그램은 그동안 내 몸에 쌓인 여러 독소를 청소하고 이후 새로운 식습관과 생활습관을 지킴으로써 더욱 젊고 건강해지는 프로그램입니다. 클린에서는 일차적으로 독소가 쌓인 부위의 독소를 혈액이나 임파계로 배출합니다. 이것은 간으로 보내지고 간에서 해독 작용을 합니다. 이렇게 처리한 독소는 장으로 보내져 변으로 배출되는 3단계를 거칩니다.

독소는 대부분 지방조직에 많이 쌓입니다. 그러므로 식사량을 줄여 |1일 1식이나 1일 2식| 내 몸의 해독 시스템을 작동시킴으로써 지방을 연소해 독소를 배출해야 합니다. 이때 충분한 항산화제를 섭취해 간의 해독 작용을 도와야 합니다. 그리고 이렇게 처리한 독소가 장에서 잘 배설되도록 충분한 식이섬유를 섭취해야 합니다.

클린에서 가장 중요한 단계는 독소 흡착과 원활한 배설은 물론 독소의 재흡수가 일어나지 않도록 하는 배설 단계입니다. 변비가 생기지 않아야 좋은 결과를 얻을 수 있기 때문입니다. 따라서 식이섬유를 중심으로 한 해독 프로그램이 가장 효과적입니다.

부록

질병에 따른 영양제 선택

1. **고혈압** : 종합비타민제, 칼슘, 칼륨, 마그네슘, 단백질, 식이섬유, 코엔자임Q10
2. **당뇨** : 오메가-3, 마그네슘&크롬, 코엔자임Q10, 단백질, 식이섬유
3. **고지혈증** : 코엔자임Q10, 칼슘, 마그네슘, 오메가-3
4. **만성피로** : 비타민B군, 종합비타민, 비타민C, 코엔자임Q10
5. **다이어트** : 비타민 B군, 종합비타민, 식이섬유, 가르시니아 캄보지아, 단백질 파우더, 칼슘, 프로바이오틱스, 오메가-3
6. **항암치료중** : 비타민D, 오메가-3, 단백질파우더, 종합비타민제, 프로바이오틱스, 메가비타민C
7. **골다공증예방** : 종합비타민제, 칼슘제, 비타민D, 마그네슘, 망간, 구리
8. **관절염** : 오메가-3, 글루코사민, MSM(Methyl Sulfonylmethane)
9. **임신** : 종합비타민제, 엽산제제, 칼슘제, 철분제, 비타민D제, 오메가-3, 프로바이오틱스
10. **치매** : 콜린, 오메가-3, 비타민B군, 종합비타민제, 비타민D
11. **수험생** : 비타민B군, 종합비타민, 오메가-3, 칼슘, 마그네슘, 홍경천, 옥타코사놀, L-테아닌
12. **피부트러블** : 종합비타민제, 감마리놀렌산, 프로바이오틱스, 오메가-3, 단백질 파우더

참고문헌

- 박성호 지음, 《건강비법》, 한국분자교정학회
- 폴 제인 필저, 김성철 옮김, 《건강관리혁명》, 아이프렌드
- 강영환 지음, 《세포와 해독》, 아름다운사회, 2008
- 최준영·이영근 지음, 《닥터 디톡스》, 소금나무, 2011
- 에베 고지 지음, 한성례 옮김, 《내 몸에 독이 되는 탄수화물》, 이너북, 2015
- 브라이언 R. 클레멘트 지음, 김소정 옮김, 《천연 vs 합성, 똑소리 나는 비타민 선택법》, 전나무숲, 2014
- 히야마 게이치 지음, 최혜선 옮김, 《영양으로 병이 낫는다》, 문진출판사, 2001
- 정윤상 지음, 《비타민, 내 몸을 살린다》, 모아북스, 2009
- 박용우 지음, 《4주 해독 다이어트》, 비타북스, 2014
- 구본홍 지음, 《미네랄, 내 몸을 살린다》, 모아북스, 2011
- 장성철 지음, 《물, 내 몸을 살린다》, 모아북스, 2009
- 문동성 지음, 《Why 식이섬유》, 아이프렌드, 2014
- 문동성 지음, 《Why 클린, How 클린》, 아이프렌드, 2014
- 홍동주 지음 《다이톡스》, 아름다운사회, 2014
- 김우상 지음, 《어쩌다가 내 몸이 엉망진창이 되었을까》, 좋은땅, 2014
- 사이쇼 히로시 지음, 최현숙 옮김, 《아침형 인간》, 한스미디어, 2003
- 마이클 포셀 외 지음, 심리나 옮김, 《텔로미어》, 쌤앤파커스, 2013

- 쿠고우 하루히코 지음, 시마다 가츠마사 옮김, 《통증즉효 기적의 과실》, 미래북, 2007
- 정용준 지음, 《내 몸을 살리는 노니》, 모아북스, 2013
- 아사쿠라 쇼코 지음, 이예숙 옮김, 《나잇살은 빠진다》, 솔트앤씨드, 2015
- 이쿠타 사토시 지음, 김영진 옮김, 《안 아프고 건강하게 사는 법》, 성안당, 2015
- 박준상 지음, 《1박 2일 디톡스》, 라온북, 2015
- 이승헌 지음, 《면역력이 답이다》, 한문화, 2015
- 안드레아스 모리츠 지음, 정진근 옮김, 《굶지 말고 해독하라》, 에디터, 2015
- 서재걸 지음, 《사람의 몸에는 100명의 의사가 산다》, 문학사상, 2008
- 이시하라 유우미 지음, 정문주 옮김, 《생강이 약이다》, 삼호미디어, 2015
- 야자키 유이치로 지음, 정연주 옮김, 《보스세포》, 경향BP, 2015
- 박성호 지음, 《분자교정요법》, 한국분자교정학회, 2005
- 대한비타민연구회 지음, 《비타민 치료》, 한솔의학서적, 2012
- 이계호 지음, 《태초먹거리》, 그리심어소시에이츠, 2013
- 이시하라유미 지음, 《병없이 건강하게 사는100세 습관》, 더난출판, 2013
- 여에스더 지음, 《나는 왜 영양제를 처방하는 의사가 되었나?》 메디치, 2016